家庭必备偏验方系列

高脂血症偏验方

主编 张芳芳

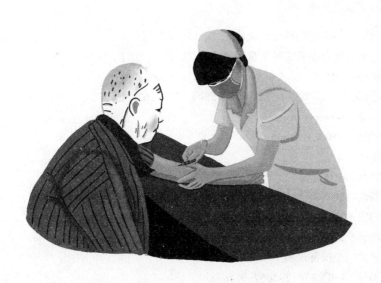

中国医药科技出版社

内 容 提 要

本书引用、收集了民间流传、医家常用，以及一些报刊、书籍所载的治疗高脂血症的偏验方，并以中医药理论为依据，以辨证论治为原则，去粗存精，每方包括组成、制法用法和功效主治。其内容丰富，用料采集方便，制作介绍详细，用法明确。可供基层医师及中医药爱好者参考阅读。

图书在版编目（CIP）数据

高脂血症偏验方 / 张芳芳主编 . — 北京：中国医药科技出版社，2017.5

（家庭必备偏验方系列）

ISBN 978-7-5067-9158-8

Ⅰ . ①高… Ⅱ . ①张… Ⅲ . ①高血脂病－土方－汇编②高血脂病－验方－汇编 Ⅳ . ① R289.51

中国版本图书馆 CIP 数据核字（2017）第 052381 号

美术编辑 陈君杞

版式设计 也 在

出版 中国医药科技出版社

地址 北京市海淀区文慧园北路甲 22 号

邮编 100082

电话 发行：010 - 62227427 邮购：010 - 62236938

网址 www.cmstp.com

规格 880×1230mm $\frac{1}{32}$

印张 4 $\frac{3}{4}$

字数 103 千字

版次 2017 年 5 月第 1 版

印次 2017 年 5 月第 1 次印刷

印刷 北京九天众诚印刷有限公司

经销 全国各地新华书店

书号 ISBN 978-7-5067-9158-8

定价 **25.00 元**

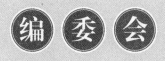

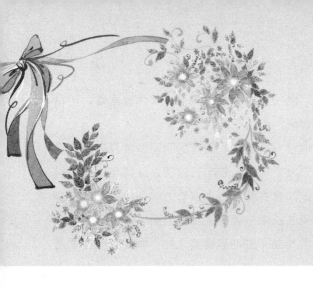

前　言

　　古人有"千方易得，一效难求"的说法。《内经》有"言病不可治者，未得其术也"。"有是病，必有是药（方）"。对于一些家庭常见疾病，一旦选对了方、用对了药，往往峰回路转，出现奇迹。

　　本丛书包括：呼吸疾病、消化疾病、糖尿病、高血压、心血管疾病、高脂血症、痛风、肝病、肾病、肿瘤、风湿性疾病、男科疾病、妇科疾病、儿科疾病、美容养生、失眠、疼痛、五官科疾病，共计18分册。每册精选古今文献中偏验方几百首，既有中药内服偏验方，又有中药外用偏验方和食疗偏方。每首偏验方适应证明确，针对性强，疗效确切，是家庭求医问药的必备参考书。

　　本套丛书引用、收集了民间流传、医家常用以及一些报刊、书籍所载的偏验方，并以中医药理论为依据，以辨证施治为原则，依托中医证型，进行分门别类，去粗存精，避免了众方杂汇、莫衷一是的弊端，使之更加贴近临床，贴近患者，贴近生活，以期达到读之能懂、学以致用、用之有效的目的。

　　本书收载了大量治疗高脂血症的有效中药内服偏验方和食疗

偏方，每方包括组成、制法用法和功效主治。其内容丰富，用料采集方便，制作介绍详细，用法明确。

　　需要提醒的是，偏验方只是辅助治疗的手段，并且因患者病情分型不同，治疗也会大相径庭，若辨证错误，结果可能会适得其反。所以，强烈建议读者在使用书中偏验方时务必在医生指导下使用，并且使用时间的长短由医生来决定。由于我们的水平和掌握的资料有限，书中尚存一些不尽善美之处，敬请广大读者批评指正。

编者

2016 年 10 月

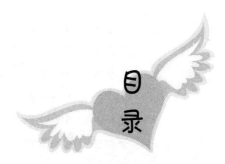

目录

第一章　中药内服偏验方 ／ 1

目　录

第二章　食疗偏方 / 70

第一章　中药内服偏验方

血脂过高称为高脂血症，是指各种原因导致的血浆中胆固醇或（和）甘油三酯水平升高。血浆中的脂质除胆固醇和甘油三酯外，还包括磷脂、糖脂、固醇和类固醇，广泛存在于人体各组织中，它们是细胞的基础代谢所必需的物质。血脂的来源有两部分：外源和内源。外源是指食物中的脂类经消化吸收入血的，后者是指体内合成组织动员出来的脂类。血脂的去路是不断被组织摄取或作为能源储存，或作为燃料氧化供能，或构成生物膜及其他物质。

高脂血症可分为原发性和继发性两类。原发性与先天性和遗传有关，是由于单基因缺陷或多基因缺陷，使参与脂蛋白转运和代谢的受体、酶或载脂蛋白异常所致，或由于环境因素（饮食、营养、药物）和通过未知的机制而致。继发性多发生于代谢性紊乱疾病（糖尿病、高血压、黏液性水肿、甲状腺功能低下、肥胖、肝肾疾病、肾上腺皮质功能亢进），或与其他因素年龄、性别、季节、饮酒、吸烟、饮食、体力活动、精神紧张、情绪活动等有关。

血脂过多沉积会堵塞血管，从而影响血液循环，导致血压升高，血液黏稠、血糖增高，高脂血症使动脉成粥样硬化，心脑供氧不足，则会产生心肌梗死、脑梗死。

轻度血脂异常可使身体没有什么不良感觉，一般高脂血症则会使人产生头晕、嗜睡、乏力、心慌、气短、胸闷、指尖发麻等症状。

当高脂血症累及心脏和血管时，就会出现心慌、气短、胸闷、心律不齐，严重时可产生心肌梗死，诱发心血管疾病。当累及肝脏，使肝脏血液循环发生障碍时，则会出现腹胀、食欲不振等。当累及肾脏，引起肾脏血液循环发生障碍时，则会产生腰酸腰痛，甚至血尿。当累及皮肤，使其血液循环发生障碍时，就会出现皮肤干燥，产生皮肤斑疹、褐斑。如果累及肌肉，使其血液循环发生障碍时，就产生四肢无力、全身酸痛等症状。

如果患有高脂血症，那么罹患动脉硬化、心绞痛、心肌梗死、脑卒中、胰腺炎的危险将增加。并且，如果本身还患有高血压、糖尿病等基础疾病，将会加速动脉硬化的形成过程。

高脂血症对身体的损害是一个缓慢的、逐渐加重的隐匿的过程。高脂血症本身多无明显的症状，不做血脂化验很难被发现。高脂血症者如果同时患有高血压症或有吸烟史，就会加速动脉粥样硬化的进程，导致血管狭窄和阻塞。此时患者可有头晕、胸闷症状，严重者则可能会突然发生脑中风、心肌梗死等。

《黄帝内经》中记载："人有脂有膏有肉……䐃肉坚，皮满者，脂。䐃肉不坚，皮缓者，膏。皮肉不相离者，肉。……膏者其肉淖，……脂者其肉坚。……膏者，多气而皮纵缓，故能纵腹垂腴。肉者，身体容大。脂者，其身收小。……膏者多气，多气者热，热者耐寒。肉者多血则充形，充形则平。脂者，其血清，气滑少，故不能大。此别于众人者也。……众人皮肉脂膏不能相加也，血与气不能相多，故其形不小不大，各自称其身，命曰众人。"可以看出,当时将形体异于常人的分为"脂、膏、肉"三类。"脂"类人比较丰满但不臃肿,为多"脂"也;"膏"类人则肥胖且臃肿;"肉"类人是比较健壮,故身体容大而膏、脂、肉发育平衡。

综上论述可以认为:"脂"来源于水谷,乃人体营养物质之一,可存在于血中,与血互为化生;"脂"并不是越多越好,膏、脂、肉需保持在一定平衡状态,才能使人形体丰满健美;若"脂"过多,则会导致如"膏"一样臃肿肥胖的不健康体形。这可看作是渊源于《内经》的中医"膏脂学说",是认识本病的理论依据。

中医虽无血脂的概念,但对人体"脂""膏"则早已有所认识,常把膏脂并称,且由于过多的膏脂浊化易成为湿浊、痰浊,使气血运行障碍,脏腑功能失调,成为"污血",即不洁之血,而成为高脂血症。

中医将高脂血症分为以下6型。

1. 痰浊阻滞型

中医认为胖人多痰多湿。素体肥胖之人,多食肥甘,湿困脾阳,运化失职,痰浊内生。痰浊阻遏阳气,清阳不升,浊阴不降,浊气在上则见头晕头重;痰浊阻遏胸阳,胸阳不振,可见胸闷,甚或出现胸痛;痰浊中阻,胃失和降,则见脘痞、恶心欲呕;痰浊阻络,则见身重乏力。

这类患者大多症见形体肥胖,身重乏力,嗜食肥甘厚味、头晕头重、胸闷脘痞、纳呆腹胀、恶心欲呕、咳嗽有痰,舌淡苔厚腻,脉弦滑。一般采用燥湿祛痰、健脾和胃法治疗。

常用姜半夏、枳实、泽泻、茯苓、陈皮、山楂、大腹皮、竹茹、神曲、甘草等中草药配伍治疗。诸药合用，共奏燥湿化痰、健脾和胃之功。

2. 脾虚湿盛型

中医认为脾为生痰之源，由于久食肥甘、湿困脾阳、运化失调、痰湿内生而肥胖；湿困脾阳则见身体困重，四肢软而无力；脾虚不运则见食欲不振、脘闷腹胀、便溏；湿邪蒙蔽清窍，故见头昏头重如裹；胃失和降则见恶心。

这类患者大多症见形体肥胖、身体困重、肢软无力、头昏、头重如裹、食欲不振、脘闷腹胀、便溏、恶心，舌淡，舌体胖大有齿痕，舌苔白腻，脉弦细或濡缓。一般采用益气健脾、化湿和胃法治疗。

常用人参、白术、茯苓、薏苡仁、葛根、藿香、山楂、木香、甘草等中草药配伍治疗。诸药合用，补中有行，补而不滞，共奏益气健脾、化湿和胃之功。

3. 气滞血瘀型

中医认为高脂血症乃为血中之痰浊，痰浊日久，瘀血乃成。心脉瘀阻，气血不通，不通则痛，故见胸痛胸闷憋气，痛处固定不移，两胁撑胀或痛，有时放射至头、项、肩背而引起刺痛；瘀阻头部，则见头痛头晕；瘀血阻滞筋脉，肢体失去濡养，则见手颤肢麻；瘀血阻塞，心失所养，故见心烦不安，气短；舌质暗或有瘀点瘀斑，脉弦或涩均为气滞血瘀之象。

这类患者大多症见胸闷憋气，胸痛，痛处固定不移，两胁撑胀或痛，有时放射到头、颈、肩背部，头晕头痛，气短，心烦不安，手颤肢麻。一般采用行气化瘀、活血通络法治疗。

常用当归、生地、山楂、丹参、川芎、白芍、桃仁、枳

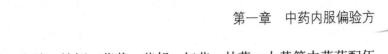

实、牛膝、桔梗、蒲黄、柴胡、红花、甘草、大黄等中草药配伍治疗。

4.肝肾阴虚型

中医认为，人到老年，肾精亏损，真阴不足，水不涵木，肝肾之阴俱虚；阴精不足，肌肤失充，髓海失养，故见形体消瘦、腰酸腿软、健忘、体倦乏力；阴虚生内热，故见口干目涩或咽干口燥、颧红潮热、五心烦热、盗汗；阴精虚损，相火妄动，则见遗精、少寐多梦；阴不敛阳，阳亢于上，则见头晕头痛。

这类患者大多症见形体偏瘦、体倦乏力、腰酸腿软、头晕耳鸣、少寐多梦、健忘、遗精盗汗、目涩口干，或见咽干口燥、颧红潮热、五心烦热，舌质红少津或苔少，脉细数或沉细而数。一般采用滋补肝肾、养血益阴法治疗。

常用枸杞子、熟地、山药、菊花、山萸肉、黄精、茯苓、丹皮、泽泻、鳖甲、青蒿、麦冬等中草药配伍治疗。诸药合用，有补有泻，以补为主，补而不腻，共奏滋补肝肾、养血益阴之功。

5.脾肾阳虚型

中医认为脾阳不足，运化失健，不能化生水谷精微以养肾；肾阳不足，水湿内停，不能蒸腾阳气以暖脾，从而导致脾肾阳虚。脾肾阳气亏虚，不能温煦机体，则见精神萎靡、体倦乏力、形寒肢冷、头晕眼花、耳鸣；脾阳虚衰，运化失职，则见脘腹胀满、食欲不振、大便溏薄；肾阳虚衰，腰府失养，气化不利，则见腰膝酸软、尿少浮肿。

这类患者大多症见体倦乏力、精神萎靡、腰膝酸软、头晕眼花、耳鸣、形寒肢冷、腹胀纳呆、食欲不振、尿少浮肿、大便溏薄、月经失调，舌质淡、苔薄白，脉沉细或迟。大多采用温阳健脾、化浊降脂法治疗。

常用炒白术、炒苍术、藿香、佩兰、淫羊藿、干姜、人参、附片、泽泻、甘草、茯苓、木香、焦三仙等中草药配伍治疗。诸药合用，共奏温阳健脾、化浊降脂之功。

6. 单纯型

高脂血症为血中之痰浊，其形成与脾失健运极为相关，此时虽无明显自觉症状，但已隐藏着脾失健运、痰湿内生之病机。本型患者可无任何自觉不适症状，仅在检查时发现血脂增高，多见于体型肥胖者。常采用理气化湿，佐以消脂治法。

常用的中草药有神曲、山楂、茯苓、法夏、陈皮、连翘、麦芽、槟榔、莱菔子、丹参、泽泻等。诸药合用，使食积得化，胃气得和，脾气得健，从而痰湿自去。

第一节 单纯高脂血症

昆布半夏汤

【组成】昆布 15g，半夏、胆星、僵蚕、瓜蒌皮各 10g，山楂、丹参、虎杖各 12g。

【制法用法】水煎取汁。每日 1 剂，早、晚分 2 次服。

【功效主治】消肿利水，燥湿化痰，消瘰散结。适用于痰浊阻滞型高脂血症患者。

半夏茯苓陈皮汤

【组成】法半夏 12g，茯苓 15g，陈皮、山楂、竹茹各 10g，胆南星、白术各 9g，甘草 6g。

【制法用法】水煎 2 次，药液混合。每日 1 剂，早、晚分 2 次服。

【功效主治】理气健脾，燥湿化痰。适用于痰浊阻滞型高脂血症患者。

白僵蚕方

【组成】白僵蚕适量。

【制法用法】将白僵蚕研为细末，每次 3g。每日 3 次，温开水送服，2 个月为 1 个疗程。

【功效主治】化痰散结。适用于痰浊阻滞型高脂血症患者。

化痰降浊汤

【组成】半夏、陈皮、石菖蒲、枳实、白术各 10g，竹茹、鸡内金各 8g，茯苓、川芎各 12g，丹参、生山楂各 15g，木香 5g。

【制法用法】水煎取汁。每日 1 剂，早、晚分 2 次服，20 日为 1 个疗程。

【功效主治】健脾化痰降浊，活血祛瘀降脂。适用于痰浊阻滞型高脂血症患者。

韩氏调脂汤

【组成】党参、丹参各 20g，茯苓、陈皮各 12g，半夏、泽泻各 10g，决明子、山楂各 30g，红花 15g。

【制法用法】水煎取汁。每日 1 剂，早、晚分 2 次服，8 周为 1 个疗程。

【功效主治】健脾化痰，祛浊降脂。适用于痰浊阻滞型高脂血症患者。

王氏降脂汤

【组成】黄芪、生山楂、泽泻各 18g，白术 12g，半夏、陈皮、荷叶各 9g，茯苓、丹参各 15g，甘草 6g。

【制法用法】水煎取汁。每日 1 剂，早、晚分 2 次服，3 个月为 1 个疗程。

【功效主治】益气健脾，化痰祛浊，活血降脂。适用于痰浊阻滞型高脂血症患者。

许氏降脂汤

【组成】黄芪、茯苓各 18g，泽泻、牡丹皮、赤芍、桃仁各 12g，制何首乌、山楂各 15g，红花 9g，当归 8g，益母草 20g，丹参 10g，水蛭 6g。

【制法用法】水煎取汁。每日 1 剂，早、晚分 2 次服，12 周为 1 个疗程。

【功效主治】健脾化浊，活血降脂。适用于痰浊阻滞型高脂血症患者。

桂枝陈皮汤

【组成】桂枝 10g，陈皮、白术、党参各 12g，半夏、茯苓、泽泻、山楂各 15g。

【制法用法】水煎取汁。每日 1 剂，早、晚分 2 次服。

【功效主治】益气健脾，化湿和胃。适用于脾虚湿盛型高脂血症患者。

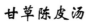

甘草陈皮汤

【组成】甘草6g，陈皮8g，法半夏、枳实、泽泻、胆南星各12g，茯苓、党参、白术各15g，黄芪30g。

【制法用法】水煎2次，混合药液。每日1剂，早、晚分2次服。

【功效主治】温中燥湿，健脾行气。适用于脾虚湿盛型高脂血症患者。

白蔻仁砂仁方

【组成】白蔻仁（后下）、砂仁（后下）各5g，法半夏、陈皮、茯苓、瓜蒌、薤白、竹茹、苍术、扁豆、香薷、佩兰各10g。

【制法用法】水煎取汁。每日1剂，早、晚分2次服。

【功效主治】理气宽中，化湿和胃。适用于脾虚湿盛型高脂血症患者。

泽泻党参汤

【组成】泽泻、党参、白术、蒲黄各9g，红花5g。

【制法用法】水煎取汁。每日1剂，早、晚分2次服。

【功效主治】健脾益气，利水渗湿。适用于脾虚湿盛型高脂血症患者。

八味调脂饮

【组成】黄芪、冬瓜皮、丹参各15g，白术、车前子、当归、泽泻、绞股蓝各10g。

【制法用法】水煎取汁。每日1剂，早、晚分2次服，6周为

1个疗程。

【功效主治】健脾利湿，活血化浊降脂。适用于脾虚湿盛型高脂血症患者。

二术二陈汤

【组成】苍术9g，白术、陈皮、半夏各12g，茯苓15g，乌梅、生姜、炙甘草各6g。

【制法用法】水煎取汁。每日1剂，早、晚分2次服，1个月为1个疗程。

【功效主治】健脾祛湿，化痰降脂。适用于脾虚湿盛型高脂血症患者。

健脾祛痰降脂汤

【组成】茯苓、丹参各15g，白术、党参各12g，泽泻、法半夏、荷叶、山楂各9g，橘红、甘草各6g。

【制法用法】水煎取汁。每日1剂，早、晚分2次服，6周为1个疗程。

【功效主治】健脾除湿，活血化浊。适用于脾虚湿盛型高脂血症患者。

丹参山楂当归方

【组成】丹参、山楂、当归、生地各15g，川芎、白芍、桃仁、枳实、牛膝、桔梗、蒲黄各10g，柴胡、红花、甘草各6g。

【制法用法】水煎取汁。每日1剂，早、晚分2次服。

【功效主治】活血行气，祛瘀化浊。适用于气滞血瘀型高脂血症患者。

丹参茯苓方

【组成】丹参 30g，茯苓 20g，枸杞子、制何首乌各 12g，郁金 10g，泽泻、山楂、草决明各 15g。

【制法用法】水煎取汁。每日 1 剂，早、中、晚分 3 次服。

【功效主治】理气消滞，活血化瘀。适用于气滞血瘀型高脂血症患者。

丹参山楂檀香方

【组成】丹参、生山楂各 20g，檀香 6g，川芎 10g，生蒲黄（包煎）、郁金各 12g，三七粉（冲服）2g，砂仁（后下）、红花各 3g。

【制法用法】水煎取汁。每日 1 剂，早、晚分 2 次服。

【功效主治】行气活血祛瘀。适用于气滞血瘀型高脂血症患者。

当归地黄山楂汤

【组成】当归、生地黄、山楂、丹参各 15g，川芎、白芍、桃仁、枳实、牛膝、桔梗、蒲黄（包煎）各 10g，柴胡、红花、甘草、大黄各 6g。

【制法用法】水煎取汁。每日 1 剂，早、晚分 2 次服。

【功效主治】理气活血，消滞化瘀。适用于气滞血瘀型高脂血症患者。

丹参赤芍汤

【组成】丹参 30g，赤芍 20g，当归、川牛膝各 15g，枳壳、桃仁、川芎各 12g，柴胡 10g。

【制法用法】水煎取汁。每日 1 剂，早、晚分 2 次服。

【功效主治】活血理气，化瘀降脂。适用于气滞血瘀型高脂血症患者。

山楂决明子汤

【组成】山楂、决明子各 18g，苍术 10g。

【制法用法】水煎取汁。每日 1 剂，早、晚分 2 次服。

【功效主治】活血降脂。适用于气滞血瘀型高脂血症患者。

花生壳山楂汤

【组成】花生壳 50g，山楂、荷叶、丹参各 12g。

【制法用法】水煎取汁。每日 1 剂，早、晚分 2 次服。

【功效主治】活血降脂。适用于气滞血瘀型高脂血症患者。

自拟泻脂汤

【组成】泽泻、生山楂各 30g，生大黄、郁金各 10g，茵陈蒿、丹参各 15g，制何首乌 20g。

【制法用法】水煎取汁。每日 1 剂，早、晚分 2 次服，4 周为 1 个疗程，服用 3 个疗程。

【功效主治】活血化瘀，泻浊降脂。适用于气滞血瘀型高脂血症患者。

芪虎桃红汤

【组成】黄芪 30g，当归 20g，赤芍、地龙、泽泻、虎杖各 15g，红花、桃仁各 12g，川芎、制何首乌、决明子、生山楂各 20g。

【制法用法】水煎取药液 300ml。每日 1 剂，早、晚分 2 次服，3 周为 1 个疗程。

【功效主治】益气养血，活血通络。适用于气滞血瘀型高脂血症患者。

补阳还五汤加减方

【组成】生黄芪 60g，党参、当归、山楂各 20g，川芎、地龙、桃仁、红花、赤芍各 10g，荷叶、泽泻、丹参、制何首乌各 15g。

【制法用法】水煎 2 次。每日 1 剂，分早晚 2 次温服（同时配用水蛭、三七，按 1∶2 比例粉碎成细末后混匀，过 120 目筛，装入胶囊，每粒含生药 0.5g。每次 6 粒用药液送服），60 日为 1 个疗程。

【功效主治】益气化痰降浊，活血导滞祛瘀。适用于气滞血瘀型高脂血症患者。

自拟降脂通脉汤

【组成】制何首乌、山楂各 30g，大黄、路路通各 10g，三七（分吞）2g，太子参 15g，麦冬 12g。

【制法用法】水煎取汁。每日 1 剂，早、晚分 2 次服，4 周为 1 个疗程。

【功效主治】调和气血，祛瘀通脉，滋阴补气，降浊祛痰。适用于气滞血瘀型高脂血症患者。

血府逐瘀汤加减方

【组成】当归、桃仁、枳壳、牛膝、川芎、柴胡、桔梗、荷叶各 10g，红花 5g，生地黄、决明子、山楂、丹参各 15g，甘草 3g。

【制法用法】水煎取汁。每日 1 剂，早、晚分 2 次服，28 日为 1 个疗程。

【功效主治】活血祛瘀，行气通络。适用于气滞血瘀型高脂血症患者。

枸杞子熟地汤

【组成】枸杞子、熟地、山药各 l0g，菊花 12g，山萸肉、制何首乌、黄精、茯苓、丹皮、泽泻各 10g。

【制法用法】水煎取汁。每日 1 剂，早、晚分 2 次服。

【功效主治】滋补肝肾，消瘀祛浊。适用于肝肾阴虚型高脂血症患者。

莱菔子泽泻汤

【组成】生莱菔子 30g，泽泻 20g，山楂、制何首乌、泽兰、泽漆各 15g，生地黄、玄参各 12g，黄柏 10g，胆南星、白芥子各 9g。

【制法用法】水煎取汁。每日 1 剂，早、晚分 2 次服。

【功效主治】滋补肝肾，降气化痰。适用于肝肾阴虚型高脂血症患者。

地黄山楂虎杖汤

【组成】生地黄、山楂、虎杖、泽泻、草决明各 15g，丹参、枸杞子、茵陈各 12g，丹皮 6g，蒲黄（包煎）6g。

【制法用法】水煎取汁。每日 1 剂，早、晚分 2 次服。

【功效主治】滋补肝肾，祛风利湿，散瘀定痛。适用于肝肾阴虚型高脂血症患者。

制首乌枸杞子方

【组成】制首乌、制黄精、桑寄生、决明子各12g，泽泻、荷叶各15g，银花10g。

【制法用法】水煎取汁。每日1剂，早、晚分2次服。

【功效主治】滋补肝肾，清暑利湿。适用于肝肾阴虚型高脂血症患者。

二参女贞汤

【组成】党参、赤芍、女贞子、枸杞子、制何首乌、山楂各15g，丹参、茯苓各20g，陈皮6g。

【制法用法】水煎取汁。每日1剂，早、晚分2次服，3个月为1个疗程。

【功效主治】健脾益气，滋补肝肾，活血降脂。适用于肝肾阴虚型高脂血症患者。

丹七降脂汤

【组成】女贞子30g，白术、菟丝子各15g，丹参20g，三七5g，半夏8g。

【制法用法】水煎取汁。每日1剂，早、晚分2次服，1个月为1个疗程。

【功效主治】滋肾养肝，活血化浊降脂。适用于肝肾阴虚型高脂血症患者。

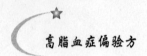

赵氏调脂汤

【组成】山楂、丹参各30g，决明子、制何首乌、黄精各20g，虎杖15g，生蒲黄、茵陈、柴胡、地龙各10g，泽泻、大黄各6g。

【制法用法】水煎取汁。每日1剂，早、晚分2次服，4周为1个疗程。

【功效主治】滋养肝肾，祛湿化浊，活血调脂。适用于肝肾阴虚型高脂血症患者。

白术苍术方

【组成】炒白术、炒苍术各12g，藿香、佩兰、淫羊藿各10g，干姜、人参（另煎）、制附子（先煎）、泽泻各9g，甘草6g。

【制法用法】水煎取汁。每日1剂，早、晚分2次服。

【功效主治】温阳健脾，化浊降脂。适用于脾肾阳虚型高脂血症患者。

地黄茯苓枸杞子方

【组成】熟地黄、茯苓、枸杞子、制何首乌、党参、菟丝子各15g，杜仲、白术各12g，淫羊藿、泽泻各30g。

【制法用法】水煎取汁。每日1剂，早、晚分2次服。

【功效主治】健脾益肾，活血化瘀。适用于脾肾两虚型高脂血症患者。

金樱子何首乌汤

【组成】金樱子、制何首乌各12g，丹参15g。

【制法用法】水煎取汁。每日 1 剂，早、晚分 2 次服。

【功效主治】补肾温阳，降血脂。适用于脾肾阳虚型高脂血症患者。

健脾补肾活血化瘀方

【组成】黄芪、制何首乌、枸杞子、黄精、菟丝子、丹参、赤芍、当归各 15g，茯苓、山楂、炒决明子、昆布各 20g，炒白术 12g，泽泻 10g。

【制法用法】水煎取汁。每日 1 剂，早、晚分 2 次服，60 日为 1 个疗程。

【功效主治】健脾温阳，化瘀降脂。适用于脾肾阳虚型高脂血症患者。

自拟化痰祛瘀降脂方

【组成】陈皮 20g，法半夏、枳实各 15g，黄连、水蛭各 8g，茯苓 25g，白术、山楂、广木香、红花各 10g，丹参 30g。

【制法用法】水煎取药液 300ml。每日 1 剂，每次 100ml，每日服 3 次，4 周为 1 个疗程。

【功效主治】补肾养肝，健脾化痰，活血化瘀，降浊消脂。适用于单纯型高脂血症患者。

化痰调脂汤

【组成】瓜蒌、半夏、焦山楂、茵陈各 20g，泽泻、薏苡仁各 30g，苍术、橘皮、郁金、虎杖各 10g，甘草 6g。

【制法用法】水煎取汁。每日 1 剂，早、晚分 2 次服，8 周为 1 个疗程。

【功效主治】化痰祛湿，活血调脂。适用于单纯型高脂血症患者。

益气活血汤

【组成】黄芪、丹参各 30g，党参、白术、当归、赤芍各 15g，川芎、桃仁、红花各 10g，甘草 6g。

【制法用法】水煎取汁。每日 1 剂，分次服用。服用期间，停用其他有降脂作用的西药及中成药。

【功效主治】益气活血化瘀。适用于高脂血症患者。

健脾降浊汤

【组成】黄芪 50g，太子参（或党参、西洋参）、丹参、生山楂各 30g，白术、陈皮、川芎各 10g，葛根、当归各 15g，三七粉（冲服）6g，水蛭、制何首乌各 20g。

【制法用法】水煎取汁。每日 1 剂，分次服用。1 个月为 1 个疗程，一般连续服用 1~4 个疗程。

【功效主治】补气健脾，活血化瘀。适用于高脂血症患者。

健脾除浊汤

【组成】茯苓、丹参各 15g，白术、党参各 12g，泽泻、法半夏、荷叶、山楂各 9g，橘红、甘草各 6g。

【制法用法】水煎取汁。每日 1 剂，分次口服。6 周为 1 个疗程。

【功效主治】益气健脾，活血利湿。适用于高脂血症患者。

降脂四黄汤

【组成】荷叶、生蒲黄、片姜黄、九节菖蒲、全瓜蒌各 10g，大黄 5g，青葙子、黄芪各 15g。

【制法用法】水煎取汁。每日 1 剂，分 2 次口服。8 周为 1 个疗程。

【功效主治】破血行气，通经。适用于高脂血症患者。

红荷参赤汤

【组成】红花、党参、白术各 12g，丹参 15g，红景天、荷叶、赤芍、法半夏各 9g，橘红 6g。

【制法用法】水煎取汁。每日 1 剂，分 2 次服。30 天为 1 个疗程。

【功效主治】补气血，通经化瘀。适用于高脂血症患者。

参夏降脂汤

【组成】人参、半夏各 12g，鸡内金、白术、陈皮、泽泻、丹参、蒲黄各 10g，山药 20g，茯苓、制首乌、山楂各 15g。

【制法用法】水煎取汁。每日 1 剂，分早、中、晚 3 次温服。

【功效主治】滋补肝肾，活血化湿。适用于高脂血症患者。

参芪川芎汤

【组成】黄芪 20g，泽泻、党参、川芎、白术、山楂、麦芽、陈皮、丹参各 15g。

【制法用法】水煎取汁 200ml。每日 1 剂，分 2 次服，每次 100ml，连服 8 周为 1 个疗程。

【功效主治】补气活血，利水化湿。适用于高脂血症患者。

降脂软脉汤

【组成】党参、黄芪各 15g，丹参、泽泻各 30g，川芎、水蛭、大黄各 10g，草决明、山楂、茵陈各 20g。

【制法用法】水煎取汁。每日 1 剂，分 2 次口服，30 天为 1 个疗程。

【功效主治】补气活血，凉血化瘀。适用于高脂血症患者。

芪茵二虫汤

【组成】黄芪、茵陈各 30g，土炒白术、茯苓、生山楂各 20g，制何首乌、泽泻各 10g，土鳖虫（研末冲服）、水蛭（研末冲服）各 3g，白芥子 15g。

【制法用法】水煎取汁。每日 1 剂，分次服用。并嘱患者饮食节制，适当增加运动量。

【功效主治】补气养肝肾，燥湿化瘀。适用于高脂血症患者。

补肾活血汤

【组成】绞股蓝、制何首乌、海藻各 30g，黄精、山楂各 15g，焦大黄（研末冲服）、三七粉（冲服）各 3g。

【制法用法】水煎取汁。每日 1 剂，分次服用。15 天为 1 个疗程，连服 2~3 个疗程。服药期间，停用其他影响血脂代谢的药物。

【功效主治】养血补肾，活血化瘀。适用于高脂血症患者。

决乌茵泽汤

【组成】决明子 20g，生山楂 15g，制何首乌、泽泻各 12g，茵陈 10g。便秘者，加制大黄 1~5g；饮茶者，加绿茶适量。

【制法用法】水煎取汁。每日 1 剂，代茶频饮，6 周为 1 个疗程。服用期间，停用其他影响血脂代谢的药物。

【功效主治】健脾护肝，去脂减肥，润肠排毒。适用于高脂血症患者。

首乌山楂汤

【组成】制何首乌、绵茵陈、生山楂各 20g，决明子、丹参各 30g，柴胡、泽泻各 15g，生蒲黄 9g。

【制法用法】煎煮 2 次，共取汁 450ml。每日 1 剂，分 2 次温服。20 天为 1 个疗程，间隔 10 天后继续第 2 个疗程。服用期间，停服其他降血脂药，饮食无特殊限制。

【功效主治】滋补肾阴，补血通经，益气化瘀。适用于高脂血症患者。

复方降脂汤

【组成】柴胡、女贞子各 10g，生大黄 6g，制首乌、决明子、制黄精、焦山楂、泽泻、丹参各 20g。

【制法用法】水煎取汁。每日 1 剂，分次服用，30 天为 1 个疗程。服用期间，停用其他影响血脂代谢的其他药物。

【功效主治】补益肝肾，清虚热，疏肝理气。适用于高脂血症患者。

滋肝养肾汤

【组成】制何首乌 30g，枸杞子、桑寄生、黄精、决明子、泽泻、丹参各 15g。

【制法用法】水煎取汁。每日 1 剂，分次服用，6 周为 1 个疗程。

【功效主治】滋肝养肾，益气化瘀，降血脂。适用于高脂血症患者。

杞乌丹楂汤

【组成】炒决明子、山楂各 30g，枸杞子、制何首乌各 15g，丹参 20g，菊花、茵陈（后下）各 10g。

【制法用法】上药头煎加水 1000ml，文火煎 15 分钟取汁，二煎加水 600ml，文火煎 8 分钟取汁，两汁混合储于保温瓶中，代茶频饮，每次 100ml。每日 1 剂，1 个月为 1 个疗程。

【功效主治】活血理气，降血脂。适用于高脂血症患者。

四味降脂汤

【组成】山楂 50g，制何首乌、泽泻、草决明各 25g。

【制法用法】水煎取汁。每日 1 剂，分次服用。14 天为 1 个疗程。

【功效主治】活血理气，降血脂。适用于高脂血症患者。

降脂通脉汤

【组成】制何首乌、山楂各 30g，大黄、路路通各 10g，三七粉（分吞）2g，太子参 15g，麦冬 12g。

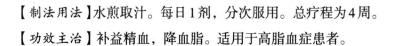

【制法用法】水煎取汁。每日 1 剂，分次服用。总疗程为 4 周。

【功效主治】补益精血，降血脂。适用于高脂血症患者。

首乌泽泻汤

【组成】制何首乌、泽泻、山楂各 30g，茵陈 15g，大黄 10g。

【制法用法】水煎取汁。每日 1 剂，分次温服。连服 1 个月为 1 个疗程。服用期间，停服一切降脂药物，治疗 1 个疗程后复查血脂。

【功效主治】健脾利水，补肝肾，降血脂。适用于高脂血症患者。

柔肝和血汤

【组成】生地黄、钩藤、山楂、炒酸枣仁各 15g，白芍、桑寄生、丹参、泽泻各 12g，杜仲、当归、川芎各 10g。

【制法用法】水煎 2 次，2 次药液混合。每日 1 剂，分 3 次温服。每周服 6 剂，4 周为 1 个疗程。服用期间，停服其他影响血脂代谢的药物，可连续服用 2 个疗程。

【功效主治】清热平肝，安神降脂。适用于高脂血症患者。

首乌代赭汤

【组成】制何首乌、代赭石各 30g，牛膝、泽泻、山楂根各 15g，丹参、石决明各 20g。

【制法用法】水煎取汁。每日 1 剂，分早、晚服用。总疗程为 4 周。

【功效主治】补益精血，凉血化瘀。适用于高脂血症患者。

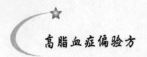

补肾通脉汤

【组成】丝瓜络、鲜荷叶（晾干）、生山楂各 50g，槟榔 20g，制何首乌、鸡血藤各 30g。

【制法用法】水煎取汁。每日 1 剂，分早、晚服用。30 天为 1 个疗程。

【功效主治】活血化瘀，补肾通经。适用于高脂血症患者。

柴芍调脂汤

【组成】柴胡 6g，白芍、枳壳、鸡内金、郁金、苍术、炒白术、法半夏各 10g，山楂、干荷叶各 20g，泽泻 12g。

【制法用法】水煎取汁。每日 1 剂，分次服用。连服 45 天为 1 个疗程。服用期间，禁用其他降脂的药物，基本上保持原有的饮食、起居习惯。疗程结束后，停药 3 天，复查相关指标。

【功效主治】疏肝利胆，理气解郁。适用于高脂血症患者。

涤痰化瘀汤

【组成】丹参、山楂、泽泻各 20g，蒲黄、莱菔子各 15g，赤芍、半夏、陈皮各 10g。

【制法用法】水煎取汁。每日 1 剂，分次服用。4~6 周为 1 个疗程。

【功效主治】活血祛瘀，化瘀降脂。适用于高脂血症患者。

海藻降脂汤

【组成】淡海藻、菟丝子各 12g，柿树叶 10g（鲜品 30g），粉葛根、海哈壳（应用现代生物技术制成精纯粉，分 3 次冲入煎液中服用）各9g。

【制法用法】水煎取汁。每日1剂，分次服用。3个月为1个疗程。

【功效主治】温阳补气血，利水泄热，降脂。适用于高脂血症患者。

化浊活血汤

【组成】泽泻20g，茵陈、丹参各15g，海藻、大腹皮、泽兰、川芎、制首乌各10g，苦丁茶6g。

【制法用法】水煎取汁。每日1剂，分次服用。1个月为1个疗程，一般连续服用2~3个疗程。

【功效主治】补脾肾，燥湿浊，活血化瘀。适用于高脂血症患者。

桃红二陈汤

【组成】桃仁、红花、当归、川芎、枳壳、陈皮、半夏各10g，赤芍、生山楂、决明子、瓜蒌、制何首乌各15g，丹参30g。

【制法用法】水煎取汁。每日1剂，分次服用。1个月为1个疗程，一般连续服用3个疗程。

【功效主治】补血，活血，化瘀。适用于高脂血症患者。

苓陈桃红汤

【组成】茯苓30g，泽泻20g，白术、生山楂、丹参各15g，陈皮、郁金各12g，半夏、桃仁、红花各10g，胆南星6g。

【制法用法】水煎取汁。每日1剂，分3次口服。4周为1个疗程，一般服用1~3个疗程。服用期间，停用其他降脂药物。服用前、后分别测空腹血脂全套。

【功效主治】利水渗湿，活血降脂。适用于高脂血症患者。

活血降脂汤

【组成】大黄、川芎、鸡血藤、赤芍、郁金各 10g，丹参、山楂、蒲黄、虎杖各 15g，茯苓 20g，甘草 6g。

【制法用法】水煎取汁。每日 1 剂，分次服用。1 个月为 1 个疗程。服用期间，停用其他降脂药物。

【功效主治】活血降脂。适用于高脂血症患者。

化瘀逐痰汤

【组成】丹参、薏苡仁各 30g，水蛭、川芎各 6g，桃仁、红花、山楂、地龙各 10g，黄芪 15g，茯苓 12g，蜈蚣 2 条。

【制法用法】加水 600ml，文火煎取 200ml。每日 1 剂，早、晚 2 次空腹服用。8 周为 1 个疗程。

【功效主治】利水渗湿，泄热通经，活血化瘀。适用于高脂血症患者。

首楂三七汤

【组成】制何首乌、决明子、生山楂各 30g，泽泻 10g，三七粉（冲服）2g。气虚明显者，加黄芪 30g；痰阻者，加半夏 10g；血瘀者，加丹参 15g。

【制法用法】水煎取汁。每日 1 剂，早、晚分服。8 周为 1 个疗程。

【功效主治】补益精血，活血散瘀，降脂。适用于高脂血症患者。

藻昆芎芍汤

【组成】海藻、泽泻、昆布、生瓦楞子、山楂、赤芍各15~25g，红花、川芎、丹皮各9~15g，桑寄生、制何首乌各20g。

【制法用法】水煎取汁。每日1剂，分次服用。1个月为1个疗程。

【功效主治】活血化瘀，降血脂。适用于高脂血症患者。

二陈化湿汤

【组成】半夏、炒陈皮、生山楂、猪苓、茯苓、虎杖、制何首乌、桑寄生、丹参各10g，泽泻12g。

【制法用法】水煎取汁。每日1剂，分次服用。

【功效主治】活血化瘀，化湿降脂。适用于高脂血症患者。

清源降脂汤

【组成】山楂、神曲、莱菔子各15g，半夏、海藻、郁金各12g，丹参20g，水蛭粉（冲服）、大黄各3g。

【制法用法】水煎取汁。每日1剂，早、晚饭后服用。1个月为1个疗程，可连续服用2个疗程。

【功效主治】活血化瘀，祛瘀降脂。适用于高脂血症患者。

山楂麦芽汤

【组成】山楂50g，玄参、菊花、红花各15g，丹参30g，麦芽40g。

【制法用法】水煎取汁。每日1剂，分次服用。3周为1个疗程。

【功效主治】清火利水，活血化瘀，降脂。适用于高脂血症患者。

化痰降脂汤

【组成】苍术、白术各 12g，法夏、木香、川芎各 10g，茯苓、薏苡仁、丹参各 15g。

【制法用法】水煎取汁。每日 1 剂，分次服用。1 个月为 1 个疗程。

【功效主治】理脾化痰降脂。适用于高脂血症患者。

乌七二黄汤

【组成】制何首乌、山楂各 30g，决明子 20g，三七粉（冲服）5g，大黄、黄柏各 10g。

【制法用法】水煎取汁。每日 1 剂，于早饭前、晚饭后分 2 次服。3 个月为 1 个疗程。

【功效主治】补益精血，活血化瘀，降血脂。适用于高脂血症患者。

利湿清脂饮

【组成】葛根、萆薢、丹参各 20g，生山楂、制首乌、草决明、虎杖各 30g，川芎 10g，泽泻 15g，蒲黄、姜黄各 12g。

【制法用法】水煎取汁。每日 1 剂，早、晚各服 1 次。30 日为 1 个疗程，一般连服 2 个疗程。

【功效主治】益肝利湿，活血降脂。适用于高脂血症患者。

祛痰降脂饮

【组成】瓜蒌、黄精各 24g，法半夏 9g，海藻、泽泻各 15g，苍术 12g，制何首乌、生山楂、丹参各 30g，决明子 18g，大黄 6g。

【制法用法】水煎取汁。每日 1 剂，分早、晚 2 次空腹服用。

【功效主治】润肺化痰，活血利湿，降血脂。适用于高脂血症患者。

乌泽降脂饮

【组成】制何首乌 60g，生山楂、泽泻各 30g，丹参 16g，决明子 15g。

【制法用法】上方药加水 500ml，文火煎至 200ml，然后勾兑酸度为 7% 的山西老陈醋约 50ml 即成（药醋之比为 4∶1）。每日 1 剂，分早、晚 2 次口服。15 天为 1 个疗程，一般服用 1~3 个疗程。服用期间不使用其他降脂药物。

【功效主治】补益精血，益肝利湿。适用于高脂血症患者。

杞菊首乌饮

【组成】枸杞子 10g，制何首乌、生山楂、丹参各 30g，菊花、陈皮各 6g。

【制法用法】水煎取汁。每日 1 剂，分次服用。7 天为 1 个疗程，每疗程应间隔 2 天，连用 3 个疗程后复查血脂全套。服用期间停服其他降脂药物。

【功效主治】滋阴益精血，活血降脂。适用于高脂血症患者。

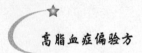

健脾消脂饮

【组成】黄芪、丹参各 30g，党参、山楂、神曲、川芎各 10g，茯苓、白术、泽泻各 15g，陈皮 6g。

【制法用法】水煎取汁。每日 1 剂，分次服用。1 个月为 1 个疗程。服用期间不用其他降脂药物，治疗 1 个月后复查血脂全套。

【功效主治】益气健脾，活血降脂。适用于高脂血症患者。

参乌降脂饮

【组成】制何首乌 30g，泽泻 15g，柴胡 10g，大黄（后下）、红参（另兑）、三七粉（分冲）各 3g，水蛭粉（分冲）2g。

【制法用法】水煎取汁。每日 1 剂，分次服用。3 个月为 1 个疗程。

【功效主治】补气益精血，活血化瘀降脂。适用于高脂血症患者。

参乌楂黄饮

【组成】人参（嚼服）3g，大黄 3~6g，山楂、陈皮、葛根、泽泻各 6g，制首乌 12g。

【制法用法】首泡以煮沸为佳。每日 1 剂，泡水代茶，多次饮用，6 周为 1 个疗程，共服 3 个疗程。服用期间采取低热量饮食，主要控制脂肪摄入。

【功效主治】补气益血，祛瘀降脂。适用于高脂血症患者。

调肝肾合剂

【组成】制何首乌、丹参、虎杖各 15g，山楂 30g，郁金、柴胡、泽泻、陈皮、半夏、茯苓各 10g。

【制法用法】水煎取汁。每日 1 剂，分次服用。

【功效主治】补益精血，疏气解郁，降血脂。适用于高脂血症患者。

化脂灵

【组成】水蛭、土鳖虫各 5.6g，益母草、五加皮各 11g，黄芪 17g，山楂 12g，泽泻 16g，制何首乌 22g。

【制法用法】以上方药按常规制成水泛丸。每日 2 次，每次服用 9g。于饭后半小时服用。30 天为 1 个疗程。

【功效主治】活血散瘀，益肝降脂。适用于高脂血症患者。

脂平胶囊

【组成】花生叶、山楂、西洋参、大黄。

【制法用法】以上方药按 3 : 3 : 2 : 1 比例研极细末，装 0 号胶囊。每日 3 次，每次 4 粒，饭后服用。30 天为 1 个疗程，连续服用 2 个疗程。服用期间保持原有的饮食习惯，停用其他中西医降脂药物。

【功效主治】健脾益气，化痰活血。适用于高脂血症患者。

决泽乌楂散

【组成】山楂、玉竹、泽泻、草决明、制何首乌。

【制法用法】将上方药按 1.2 : 1.2 : 1.2 : 1 : 1 比例配方。以上方药混合打粉，过细筛，消毒装袋，每袋 20g。每日 2 次，每次 1 袋，温开水冲服。1 个月为 1 个疗程，一般连续治疗 2 个疗程。

【功效主治】补肝益精血，利水泄热。适用于高脂血症患者。

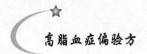

复方降脂丸

【组成】泽泻、丹参、山楂各 500g，制何首乌、胆南星各 400g，昆布、龟甲（炙）、大黄各 300g。

【制法用法】以上方药共研细末，制成小蜜丸。日服 3 次，每次 10g（含生药 4.5g）。2 个月为 1 个疗程。服用期间，停用其他降脂药，正常饮食。

【功效主治】散郁热，化浊阻。适用于高脂血症患者。

芪蛭祛脂丸

【组成】葛根 15g，红花、水蛭各 10g，丹参、山楂、制首乌、生黄芪各 20g，皂荚 12g，明矾 6g，薏苡仁 30g。

【制法用法】水煎后浓缩炼蜜为丸。以上方药为 1 日量，分 3 次空腹吞服，1 个月为 1 个疗程。服用期间均应摄取低脂饮食。

【功效主治】活血化瘀降脂。适用于高脂血症患者。

清脉降脂丸

【组成】丹参、决明子、泽泻、制何首乌、生山楂。

【制法用法】上药按 2:4:1:2:3 的比例取药，共研细末，制成水丸。每日 3 次，每次 6g，饭后服用。30 天为 1 个疗程。

【功效主治】补益精血，利水泄热。适用于高脂血症患者。

首乌菟丝子淫羊藿汤

【组成】制何首乌、菟丝子、淫羊藿、生地黄、泽泻、黑芝麻各 10g。

【制法用法】水煎取汁。每日 1 剂。

【功效主治】滋阴益血，温阳补肾。适用于高脂血症患者。

陈皮半夏枳实汤

【组成】陈皮、半夏、枳实各10g，竹茹9g，胆南星6g，茯苓、黄芩各12g，泽泻30g，茵陈、生山楂各15g。

【制法用法】水煎2次，药液混合。每日1剂，早晚分服。

【功效主治】除脾胃之湿，散滞气，利水下气。适用于高脂血症患者。

白术茯苓陈皮汤

【组成】白术、茯苓、陈皮、僵蚕、枳壳、山楂各15g，半夏6g，白蔻仁、甘草各3g。

【制法用法】水煎取汁。每日1剂，分2次服。

【功效主治】活血健脾，化瘀降脂。适用于高脂血症患者。

陈皮半夏猪苓汤

【组成】陈皮、半夏、猪苓、厚朴各10g，茯苓、白术各15g，泽泻30g，天麻12g，炙甘草6g。

【制法用法】水煎取汁。每日1剂，分2次服。

【功效主治】燥湿化痰，利水渗湿。适用于高脂血症患者。

苍术白术方

【组成】苍术、白术各12g，法半夏、木香、川芎各10g，茯苓、薏苡仁、丹参各15g。

【制法用法】水煎取汁。每日1剂，分3次服。

【功效主治】健脾益气，燥湿利水。适用于高脂血症患者。

枸杞子赤芍汤

【组成】枸杞子、赤芍各 15g，山楂、黄芪各 20g，制何首乌 30g。

【制法用法】制成散剂。每日 2 次，每次 10g，以开水冲服。

【功效主治】清热凉血，活血祛瘀。适用于高脂血症患者。

山楂菊花方

【组成】生山楂 10g，菊花 3g，决明子、制何首乌各 5g。

【制法用法】沸水泡服。每日 1 剂，服用 1~3 个月。

【功效主治】健脾消食，清热降脂。适用于高脂血症患者。

黄芪党参方

【组成】黄芪、党参各 30g，葛根、桑寄生、生山楂各 20g，生三七、川芎各 10g。

【制法用法】水煎 2 次，药液混合。每日 1 剂，早晚分服。

【功效主治】疏肝解郁，健脾祛湿，活血化瘀。适用于高脂血症患者。

决明子山楂丹参汤

【组成】炒决明子、炒山楂各 30g，丹参 20g，枸杞子、制何首乌各 15g，菊花、茵陈（后下）各 10g。

【制法用法】水煎取汁。每日 1 剂，代茶频饮。

【功效主治】疏肝解郁，清热降脂。适用于高脂血症患者。

茵陈桑寄生汤

【组成】茵陈 30g，桑寄生 15g，制何首乌、生山楂、生麦芽各 12g，泽泻、槐米各 18g。

【制法用法】上药先用冷水浸泡半小时，煎煮 2 次，药液兑匀。每日 1 剂，分 2 次服。

【功效主治】补肝肾，益精血，利湿利水降脂。适用于高脂血症患者。

枸杞子菊花山药汤

【组成】枸杞子、菊花、山药、山茱萸、骨碎补各 12g，泽泻、女贞子各 15g。

【制法用法】加水 400ml，文火煎至 200ml。每日 1 剂，每日 2 次，空腹服用，2 周为 1 个疗程。

【功效主治】清肝明目，清热祛火，降脂降压。适用于高脂血症患者。

柴胡决明子方

【组成】柴胡 15g，决明子、生山楂各 12g，生大黄 10g。

【制法用法】水煎 2 次，药液混合。每日 1 剂，早晚分服。

【功效主治】疏肝和胃，活血化瘀。适用于高脂血症患者。

党参玉竹方

【组成】党参、玉竹各 1.25g。

【制法用法】上药制成蜜丸。每日 2 次，每次 2 丸，连服 45 天为 1 个疗程。

【功效主治】益气化瘀，降血脂。适用于高脂血症患者。

荷叶黄精桑寄生汤

【组成】制何首乌 12g，山楂、草决明各 24g，荷叶、黄精、桑寄生各 15g，郁金 9g。

【制法用法】上方为 1 日量，煎熬成流浸膏 50ml。每日服 2 次，每次饭后服 25ml，1 个月为 1 个疗程。

【功效主治】补脾润肺，补肝肾，祛湿降脂。适用于高脂血症患者。

黄芪赤芍川芎

【组成】黄芪 60g，赤芍、川芎、地龙、山楂各 15g，当归 6g，桃仁、红花各 10g。

【制法用法】水煎 2 次取汁。每日 1 剂，分 2 次服，4 周为 1 个疗程。

【功效主治】清热凉血，活血祛瘀，降血脂。适用于高脂血症患者。

黄芩枳壳汤

【组成】黄芩、枳壳各 9g，石膏、生山楂、茵陈各 15g，生地黄 20g，藿香、生甘草各 6g。

【制法用法】水煎取汁。每日 1 剂，早晚分服。

【功效主治】理气宽中益肝肾，行滞消胀降血脂。适用于高脂血症患者。

薤白山楂方

【组成】薤白 10g，生山楂 30g，昆布、海藻、草决明、茵陈蒿、丹参、钩藤（后下）、郁金、茯苓各 20g。

【制法用法】诸药制成细粉。每日 3 次，每次 2.5g 冲服，4 周为 1 个疗程。

【功效主治】益肝肾，理气散结，降血脂。适用于高脂血症患者。

瓜蒌茯苓方

【组成】瓜蒌 30g，茯苓 15g，半夏、竹茹各 10g，陈皮、枳壳、胆南星、木香、杏仁各 9g，甘草 6g。

【制法用法】水煎 2 次，混合药液。每日 1 剂，分 2~3 次服。

【功效主治】清肺益肝，化痰除湿，降血脂。适用于痰湿交阻型高脂血症患者。

茯苓丹参山楂方

【组成】茯苓 20g，丹参、山楂、虎杖各 15g，大黄、川芎、赤芍、鸡血藤、郁金各 10g，蒲黄（包煎）5g，甘草 6g。

【制法用法】水煎取汁。每日 1 剂，分 2 次服。

【功效主治】渗湿利水，健脾和胃，活血降脂。适用于高脂血症患者。

黄芪党参方

【组成】黄芪、党参各 18g，泽泻 15g，防己、白术各 12g，桃仁 9g，生姜 3 片，水蛭、大黄、大枣、甘草各 6g。

【制法用法】水煎 2 次，混合药液。每日 1 剂，分 2 次服。

【功效主治】补脾益肺，活血降脂。适用于高脂血症患者。

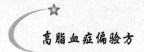

黄芪茯苓瓜蒌方

【组成】黄芪、茯苓、瓜蒌各 30g，山楂 20g，泽泻、丹参各 15g，桂枝、白术、半夏、大黄各 10g。

【制法用法】水煎 2 次，混合药液。每日 1 剂，分 2 次服。

【功效主治】益肝润肺，活血化瘀降脂。适用于高脂血症患者。

麦芽山楂方

【组成】麦芽、山楂各 15g，大黄、茵陈、黄芩、枳壳、胡黄连各 10g。

【制法用法】水煎 2 次，混合药液。每日 1 剂，分 2 次服。

【功效主治】疏肝理气，活血化瘀降脂。适用于高脂血症患者。

川芎红花汤

【组成】川芎、红花各 6g，赤芍、丹参各 15g，郁金、瓜蒌、薤白、桃仁、柴胡、枳壳各 10g。

【制法用法】用水 500ml 煎（文火）至 250ml。每日 1 剂，分 2 次服。

【功效主治】疏肝和胃，活血降脂。适用于高脂血症患者。

五灵脂田七方

【组成】炒蒲黄、醋炒五灵脂、田七末、元胡、川芎、小茴香各 12g，木香 8g，冰片 0.1g。

【制法用法】共研细末。每日 2~3 次，每次 1~2g，症状严重者可酌情加量。

【功效主治】疏肝理气，活血祛瘀。适用于高脂血症患者。

当归茺蔚子方

【组成】当归 30g，炒茺蔚子 20g，川牛膝、炒没药各 10g，吴茱萸 6g。

【制法用法】共研细末，蜂蜜为丸备用。早晚各 1 次，每次 9g，温开水送服。

【功效主治】清肝活血，补血和血，降血脂。适用于高脂血症患者。

当归地黄赤芍汤

【组成】当归、熟地黄、赤芍、木香、元胡各 15g，肉桂、川芎各 10g。

【制法用法】水煎取汁。每日 1 剂，分 2 次服。

【功效主治】清热凉血，散瘀降脂。适用于高脂血症患者。

茵陈山楂麦芽汤

【组成】茵陈 30g，生山楂、生麦芽各 15g。

【制法用法】水煎取汁。每日 1 剂。

【功效主治】清火益肝，活血化瘀降脂。适用于高脂血症患者。

泽泻荷叶决明子汤

【组成】泽泻、荷叶各 10g，决明子、生山楂各 15g，丹参 3g，槐花 30g，海藻、昆布各 20g。

【制法用法】共为细末，炼蜜为丸（糖尿病患者则水泛为丸），每丸 15g。每日早、晚各服 1 丸。

【功效主治】清火益肝，软化血管，降血脂。适用于原发性及继发性高脂血症患者。

桑椹五味子方

【组成】桑椹、党参、生山楂、泽泻、枳壳各 15g，山药、丹参各 30g，五味子 6g。

【制法用法】水煎 2 次，药液混合。每日 1 剂，分 2~3 次服。

【功效主治】补肾宁心，滋阴补血，益气生津，软化血管。适用于老年性高脂血症患者。

山楂麦芽汤

【组成】山楂 50g，麦芽 40g，丹参 30g，柴胡、菊花、红花各 10g。

【制法用法】水煎 2 次，混合药液。每日 1 剂，分 2 次服。

【功效主治】健脾渗湿，活血清热。适用于高胆固醇血症、高甘油三酯血症患者。

党参柏子仁炒枣仁汤

【组成】党参、柏子仁、炒枣仁、茯神、远志肉、天冬、生地黄、当归各 9g，丹参 12g，五味子 6g，甘草 3g。

【制法用法】水煎取汁。每日 1 剂，分 2 次服。

【功效主治】安神清心，活血化瘀，降血脂。适用于高脂血症患者。

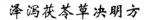

泽泻茯苓草决明方

【组成】泽泻、茯苓、草决明、薏苡仁、防己各15g，荷叶、白术各12g，陈皮10g。

【制法用法】水煎2次，药液混合。每日1剂，早晚分服。

【功效主治】利水渗湿，润肠通便，活血化瘀。适用于脾虚痰浊型高脂血症患者。

黄芪草决明方

【组成】黄芪30g，草决明20g，防己12g，生姜、白术、黄芩各10g，甘草4g，大枣3枚。

【制法用法】水煎2次，药液混合。每日1剂，早晚分服。

【功效主治】益气养肝，清热泻火，润肠通便。适用于高脂血症患者。

忍冬藤草决明汤

【组成】忍冬藤、草决明各15g，泽泻、金银花、荷叶各12g，连翘、玉米须、茯苓、虎杖各10g。

【制法用法】水煎2次，药液混合。每日1剂，早晚分服。

【功效主治】益肝清火，清热解毒，降血脂。适用于高脂血症患者。

瓜蒌陈皮半夏汤

【组成】瓜蒌15g，陈皮、半夏、竹茹、茯苓、枳壳、胆南星、杏仁、白金丸（包煎）各10g。

【制法用法】水煎2次，药液混合。每日1剂，早晚分服。

【功效主治】理气健脾，清热涤痰，宽胸散结。适用于高脂血症患者。

丹参茺蔚子川芎汤

【组成】丹参、茺蔚子、川芎各12g，红花、降香、赤芍、生蒲黄（包煎）、姜黄、五灵脂（包煎）各10g，三七粉（冲服）2g。

【制法用法】水煎2次，药液混合。每日1剂，早晚分服。

【功效主治】益肝清火，活血化瘀降脂。适用于高脂血症患者。

莱菔子苏子汤

【组成】莱菔子、苏子、冬瓜子、丹参、茜草、赤芍、焦三仙各10g，白芥子、皂角子各6g。

【制法用法】水煎取汁。分2次服，每日1剂。

【功效主治】消食除胀，降气消痰，润肠通便。适用于高脂血症、单纯性肥胖症患者。

白参白术茯苓汤

【组成】白参（另煎）、白术、茯苓各10g，陈皮、泽泻、山楂各15g，桔梗、炙甘草各5g。

【制法用法】水煎取汁。每日1剂，2个月为1个疗程。

【功效主治】清肝健脾，燥湿利水，降血脂。适用于高脂血症患者。

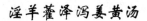

淫羊藿泽泻姜黄汤

【组成】淫羊藿、泽泻、姜黄、山楂各 15g，水蛭、大黄各 10g，三七粉（冲服）6g。

【制法用法】共煎 3 次取汁。每日 1 剂，分 3 次口服，30 天为 1 个疗程。

【功效主治】补肾助阳，行气破瘀。适用于高脂血症患者。

丝瓜络山楂汤

【组成】丝瓜络、生山楂、鲜荷叶（晾干）各 25g，槟榔 10g，制何首乌、鸡血藤各 15g。

【制法用法】水煎取汁 200ml。每日 1 剂，早晚分服，30 日为 1 个疗程。

【功效主治】活血通经，清热降脂。适用于高脂血症患者。

昆布海藻方

【组成】昆布、海藻、瓜蒌、鸡内金各 30g。

【制法用法】水煎 2 次。每日 1 剂，早、晚各服 1 次。

【功效主治】软坚散结，消痰利水。适用于高脂血症、动脉粥样硬化症患者。

黄芪当归赤芍汤

【组成】黄芪 30g，当归、赤芍各 10g，川芎、桃仁、红花、地龙 6g。

【制法用法】水煎取汁 300ml。每日 1 剂，分 3 次服，20 日为 1 个疗程。

【功效主治】补气养阴，凉血活血行瘀。适用于高脂血症患者。

茵陈夏枯草车前子汤

【组成】茵陈、夏枯草、车前子（包煎）、生甘草各 15g，神曲、生山楂各 12g，郁金 10g，元胡 8g。

【制法用法】水煎取汁。每日 1 剂，连服 30 剂为 1 个疗程。

【功效主治】清热疏肝，利水散结，活血降脂。适用于高脂血症患者。

山楂薤白汤

【组成】山楂、薤白各 30g，蒲黄（包煎）、三七、泽泻各 12g，甘草 10g。

【制法用法】煎成汤剂。每日 1 剂，分 3 次口服，每次 200ml，14 日为 1 个疗程。

【功效主治】消积化滞，活血化瘀。适用于高脂血症患者。

决明子首乌菟丝子汤

【组成】决明子 15g，制何首乌、菟丝子各 12g，茯苓、白术、莱菔子、生山楂、泽泻各 10g，陈皮、甘草各 6g。

【制法用法】水煎取汁 300ml。每日 1 剂，分 2 次口服，2 个月为 1 个疗程。

【功效主治】理气疏肝，补肾益精，活血化瘀。适用于高脂血症患者。

茯苓瓜蒌汤

【组成】茯苓、瓜蒌、海藻、丹参、生山楂各 30g，泽泻 20g，炒白术、川芎、大黄、姜黄、陈皮各 10g。

【制法用法】水煎取汁。每日 1 剂，1 个月为 1 个疗程。

【功效主治】利气宽胸，渗湿利水，降血脂。适用于高脂血症患者。

葛根女贞子汤

【组成】葛根 30g，女贞子、茯苓、神曲各 15g，山楂、郁金各 12g，柴胡、鸡内金各 10g，甘草 6g。

【制法用法】水煎取汁。每日 1 剂，早晚分服。

【功效主治】补益肝肾，清虚热，降血脂。适用于高脂血症患者。

三七水蛭汤

【组成】三七、水蛭各 3g，泽兰 6g，赤芍、丹参各 15g，豨莶草、生山楂、苍术各 30g。

【制法用法】除三七、水蛭研粉随药吞服外，余药水煎。每日 1 剂，分 3 次口服，连服 3 个月为 1 个疗程。

【功效主治】散瘀止血，软化血管。适用于高脂血症患者。

半夏茯苓香附汤

【组成】半夏、茯苓、香附各 10g，茵陈 12g，川芎、瓜蒌、泽泻各 15g，水蛭、山楂各 20g。

【制法用法】水煎取汁。每日 1 剂，20 日为 1 个疗程。

【功效主治】燥湿化痰，利水渗湿。适用于高脂血症患者。

柴胡茺蔚子汤

【组成】柴胡 6g，茺蔚子 15g，枳壳、白芍、郁金、香附、栀子、黄芩、天花粉、浙贝母、昆布、山楂各 10g。

【制法用法】水煎取汁。每日 1 剂。

【功效主治】解肝郁，活血通滞。适用于高脂血症患者。

山楂党参丹参方

【组成】生山楂 30g，党参、丹参各 20g，白术、决明子各 15g，当归、泽泻各 10g，生大黄 8g，三七、红花各 6g。

【制法用法】诸药共研细末，过 120 目筛，混匀。每日 3 次，每次服 3g，4 周为 1 个疗程。

【功效主治】活血祛瘀，通经止痛，降血脂。适用于高脂血症患者。

黄芪泽泻汤

【组成】黄芪 30g，泽泻 20g，决明子、山楂、葛根、五加皮、茯苓各 15g，白术、苍术、牛膝、甘草各 10g。

【制法用法】水煎 2 次，药液混合。每日 1 剂，早晚分服。

【功效主治】益肝脾，利水渗湿降浊。适用于高脂血症患者。

丹参山楂方

【组成】丹参、生山楂各 20g，茯苓 15g，泽泻、郁金各 12g，半夏、枳实、川贝母、红花各 10g。

【制法用法】水煎取汁。每日 1 剂，早晚分服。

【功效主治】活血祛瘀，通经止痛，凉血清心降脂。适用于高脂血症患者。

枸杞子女贞子方

【组成】枸杞子、女贞子、菟丝子、车前子（包煎）各10g，丹参20g，山楂15g，五味子12g。

【制法用法】水煎取汁。每日1剂，早晚分服。

【功效主治】补益肝肾，活血化瘀，软化血管。适用于高脂血症、动脉硬化症患者。

决明子荷叶汤

【组成】生决明子、荷叶、泽泻、茯苓、菊花、忍冬藤、薏苡仁、玉米须各10g。

【制法用法】水煎取汁。每日1剂。

【功效主治】清火解热，燥湿利水。适用于高脂血症患者。

蒲黄山楂泽泻汤

【组成】蒲黄（包煎）、生山楂、泽泻各24g。

【制法用法】水煎2次，每次45分钟，共取汁300ml。每日1剂，分2次服，14天为1个疗程。

【功效主治】活血化瘀，利水渗湿。适用于高脂血症患者。

黄精山楂丸

【组成】黄精、山楂各等份。

【制法用法】研细末制成丸，每丸6g。每日3次，每次1丸，连服1~3个月。

【功效主治】滋肾润肺，补脾益气，活血化瘀。适用于高脂血症患者。

山楂毛冬青汤

【组成】山楂 30g，毛冬青 60g。

【制法用法】水煎取汁。每日 1 剂。

【功效主治】活血通脉，软化血管。适用于高脂血症患者。

水蛭散

【组成】水蛭适量。

【制法用法】水蛭烘干研末。每晚 3~5g，开水冲服，30 日为 1 个疗程。

【功效主治】活血化瘀，降血脂。适用于高脂血症患者。

黄精大黄汤

【组成】黄精 30g，大黄 6g，黄柏 10g，黄连、栀子各 9g，山楂 15g。

【制法用法】水煎取汁。每日 1 剂。

【功效主治】补脾润肺，泻火解毒，清泄湿热。适用于高脂血症患者。

党参白术散

【组成】党参、白术、茯苓、薏苡仁、莲肉、扁豆、藿香、砂仁、草豆蔻、葛根各等量。

【制法用法】制成散剂，每袋 6g。每日 3 次，每次 1 包，冲服。

【功效主治】健脾益气，燥湿利水。适用于高脂血症患者。

山楂草决明汤

【组成】山楂 30g，草决明、荷叶各 12g。

【制法用法】水煎取汁。每日 1 剂，早、晚分 2 次服。

【功效主治】益肝清火，软化血管，降血脂。适用于高脂血症患者。

山楂荷叶汤

【组成】山楂 15g，荷叶 12g。

【制法用法】水煎取汁。每日 1 剂，早、晚分 2 次服。

【功效主治】润肠清火，软化血管，降血脂。适用于高脂血症患者。

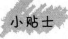

小贴士

胆固醇和甘油三酯的正常值

理想的血清总胆固醇水平是 < 5.2mmol/L。越来越多的证据表明高密度脂蛋白胆固醇降低会增加冠心病病发的危险性。低水平的高密度脂蛋白胆固醇，被认为是冠心病的主要危险因素之一，而较高水平的高密度脂蛋白胆固醇可保护人体不患冠心病，即高密度脂蛋白胆固醇超过 1.6mmol/L 时为冠心病的负向危险因素。最近的研究表明，无论血清总胆固醇水平高或低，只要高密度脂蛋白胆固醇

水平降低，心血管疾病和脑血管疾病发生的危险性就会增加。

最新研究表明，高甘油三酯血症与冠心病死亡或心血管疾病（心绞痛、心肌梗死）之间直接相关，或者在伴有低高密度脂蛋白胆固醇水平时直接相关，或者在伴有低高密度脂蛋白胆固醇水平时使这一相关性加强。

高甘油三酯血症是脂蛋白代谢异常的一种表现，往往伴有高密度脂蛋白水平下降和小的致密的低密度脂蛋白水平升高。小的致密的低密度脂蛋白有更强的致动脉粥样硬化作用。此外，高甘油三酯血症时，往往还伴有高胰岛素血症、胰岛素抵抗和高凝状态。

我国正常人血脂水平比相应年龄、性别的欧美人低。理想的血清甘油三酯水平是 0.34~1.7mmol/L。血清甘油三酯水平＞1.7mmol/L 则为高甘油三酯血症水平。

第二节 合并症

一、合并糖尿病

首乌山楂丹参方

【组成】制何首乌 20g，山楂、丹参、决明子、泽泻各 15g。

【制法用法】加水 500ml，煎至 200ml 时加入酸度为 7% 的山西老陈醋 50ml。每日 1 剂，分 2 次服用，1 个月为 1 个疗程，一般服用 2 个疗程。

【功效主治】补益精血，活血祛瘀，通经止痛。适用于高脂血症合并糖尿病患者。

丹参黄芪方

【组成】丹参、黄芪、山楂各20g，制何首乌、葛根、毛冬青、枸杞子各12g，蒲黄（包煎）、川芎各10g。

【制法用法】水煎取汁。每日 1 剂，早、晚分 2 次服，2 个月为 1 个疗程。

【功效主治】益气活血，祛瘀止痛。适用于高脂血症合并糖尿病患者。

黄芪丹参汤

【组成】黄芪 25g，丹参 15g，玄参、生地黄、麦冬各12g，党参（另煎）、大黄、红花各10g。

【制法用法】水煎取汁。每日 1 剂，早、晚分 2 次服，1 个月为 1 个疗程。

【功效主治】益气活血，清心通经。适用于高脂血症合并非胰岛素依赖型糖尿病患者。

黄芪生地黄汤

【组成】黄芪 30g，生地黄 20g，桃仁、赤芍各12g，红花9g，水蛭（研末装胶囊，分 3 次吞服）3g。

【制法用法】水煎取汁。每日 1 剂，早、晚分 2 次服。

【功效主治】凉血补血，活血化瘀。适用于高脂血症合并糖尿病患者。

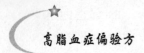

蛤壳粉黄精方

【组成】海蛤壳粉、黄精、制何首乌各 30g，地骨皮 15g，海藻、葛根各 10g。

【制法用法】水煎取汁。每日 1 剂，早、晚分 2 次服，1 个月为 1 个疗程。

【功效主治】补益精血，燥湿凉血。适用于高脂血症合并糖尿病患者。

丹参草决明方

【组成】丹参、草决明各 25g，制何首乌、山楂各 20g，郁金、川芎、茵陈、泽泻、木香、麦芽各 15g。

【制法用法】水煎取汁。每日 1 剂，早、晚分 2 次服，1 个月为 1 个疗程。

【功效主治】补益精血，活血祛瘀，通经止痛。适用于高脂血症合并糖尿病患者。

黄芪山楂方

【组成】黄芪、山楂、丹参、半夏、胆南星、陈皮、白芥子各 12g，三七粉（冲服）3g，海藻、牡蛎、炮山甲、络石藤、丝瓜络、路路通、鬼箭羽各 15g。

【制法用法】水煎取汁。每日 1 剂，早、晚分 2 次服，1 个月为 1 个疗程。

【功效主治】补益肝肾，活血祛瘀，清心凉血。适用于高脂血症合并糖尿病患者。

黄芪党参汤

【组成】黄芪 20g，党参、制何首乌、马齿苋各 15g，山楂、黄芩、虎杖、泽泻、青蒿、白术各 10g，丹参 8g，酒制大黄 5g。

【制法用法】水煎取汁。每日 1 剂，早、晚分 2 次服。

【功效主治】补气健脾，活血祛瘀。适用于高脂血症合并非胰岛素依赖型糖尿病患者。

消脂汤

【组成】制何首乌、泽泻、白术、黑芝麻、山楂、菟丝子各 15g，女贞子 10g，淫羊藿、生地黄各 12g，甘草 6g。

【制法用法】水煎取汁。每日 1 剂，早、晚分 2 次服。

【功效主治】补益精血，活血祛瘀。适用于高脂血症合并糖尿病患者。

桑寄生何首乌丸

【组成】桑寄生、制何首乌、黄精各等份。

【制法用法】将桑寄生、何首乌、黄精共研为细末，制成水丸，每丸 6g。每日 2 次，每次 1 丸，温开水送服，1~3 个月为 1 个疗程。

【功效主治】补益精血，益肝肾。适用于高脂血症合并糖尿病患者。

茵陈泽泻汤

【组成】茵陈、泽泻、葛根各 15g。

【制法用法】水煎取汁。每日 1 剂，早、晚分 2 次服，2

个月为 1 个疗程。

【功效主治】益肝清火，利水渗湿。适用于高脂血症合并糖尿病患者。

山药黄连汤

【组成】山药 25g，黄连 10g，丹参、黄精各 15g。

【制法用法】水煎取汁。每日 1 剂，早、晚分 2 次服，2~3 个月为 1 个疗程。

【功效主治】补脾养胃，清热燥湿，活血祛瘀。适用于高脂血症合并糖尿病患者。

山药太子参汤

【组成】山药 60g，太子参、地骨皮、白僵蚕、荔枝核各 30g，生地黄、制何首乌、山茱萸、天花粉、苍术、丹参、赤芍各 20g，黄连、决明子各 12g，甘草 6g。

【制法用法】水煎 2 次，共取汁约 400ml。每日 1 剂，分 2 次温服，3 个月为 1 个疗程。

【功效主治】补脾养胃补肾，清肺降火除蒸。适用于高脂血症合并糖尿病患者。

益气养阴汤

【组成】玄参、麦冬、五味子、苍术、制何首乌、女贞子、三七粉（冲服）各 10g，生地黄、党参、黄芪、山药、山茱萸、玉竹、丹参、决明子、山楂、泽泻各 15g，枸杞子 20g。

【制法用法】水煎取汁。每日 1 剂，早、晚分 2 次服。

【功效主治】滋阴益气养肝，清心凉血通经，活血化瘀降脂。

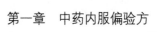

适用于高脂血症合并糖尿病患者。

调肝滋肾汤

【组成】柴胡、黄芩、泽泻、制何首乌、决明子、女贞子各12g，天花粉、生地黄各24g，太子参、丹参各15g，山茱萸、山药各20g，炒苍术18g。

【制法用法】水煎取汁。每日1剂，早、晚分2次服，1个月为1个疗程。

【功效主治】补气益肝肾，凉血活血化瘀。适用于高脂血症合并糖尿病患者。

芪参滋阴汤

【组成】黄芪25g，西洋参6g，怀山药、麦冬、制何首乌、女贞子、泽泻各10g，玄参、葛根、生地黄、决明子各15g，丹参、党参、赤芍各20g。

【制法用法】水煎取汁。每日1剂，早、晚分2次服，90天为1个疗程，同时配合饮食、运动等基础疗法。

【功效主治】补气益肝肾，滋阴凉血清火，活血化瘀降脂。适用于高脂血症合并糖尿病患者。

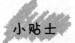

胆固醇异常升高的原因

胆固醇异常升高，原因往往是多方面的。其中最常见的原因有以下几点。

（1）家族性血浆低密度脂蛋白胆固醇水平高。

（2）摄入的食物中胆固醇或饱和脂肪酸含量高。

（3）体重增加。

（4）年龄增长。随着年龄的增加，代谢减缓，脂质开始堆积。

（5）绝经后妇女。在45~50岁前，女性的血胆固醇低于男性，随后则会高于男性。这种绝经后胆固醇水平升高很可能是由于体内雌激素减少所致。

（6）不良的生活习惯。

（7）精神长期处于过度紧张状态。

（8）大量的饮酒、抽烟等。

二、合并高血压

天麻钩藤饮

【组成】生白芍、酸枣仁、钩藤、桑寄生、夜交藤、丹参、代赭石、决明子各15g，杜仲、黄芩、菊花各12g，益母草、天麻各10g，甘草6g。

【制法用法】水煎取汁。每日1剂，早、晚分2次服。

【功效主治】平肝潜阳，祛风通经。适用于高脂血症合并高血压患者。

杞菊地黄汤

【组成】生龟甲18g，山药、茯苓、丹参、菊花、酸枣仁各

15g，熟地黄、枸杞子、泽泻、牡丹皮、山茱萸、杜仲、黄精、天麻、建曲各 12g，甘草 6g。

【制法用法】水煎取汁。每日 1 剂，早、晚分 2 次服。

【功效主治】滋补肝肾，益气安神，活血祛瘀。适用于高脂血症合并高血压患者。

夏枯草决明子汤

【组成】夏枯草、决明子各 30g。

【制法用法】水煎取汁。每日 1 剂，早、晚分 2 次服。

【功效主治】益肝清火，燥湿降脂。适用于高脂血症合并高血压患者。

杜仲夏枯草汤

【组成】杜仲 15g，夏枯草 20g。

【制法用法】水煎取汁。每日 1 剂，早、晚分 2 次服。

【功效主治】补益肝肾，清火祛热。适用于高脂血症合并高血压患者。

决明子山楂汤

【组成】决明子 60g，山楂 30g。

【制法用法】水煎取汁。每日 1 剂，早、晚分 2 次服。

【功效主治】清肝通便，消积化滞，活血化瘀。适用于高脂血症合并高血压患者。

滋肾平肝活血汤

【组成】天麻、钩藤、牛膝各 15g，生龙骨（先煎）、生牡蛎

（先煎）各30g，女贞子、墨旱莲、泽泻、山楂、黄精各12g，丹参、红花、赤芍、葛根各10g，甘草6g。

【制法用法】水煎取汁。每日1剂，1个月为1个疗程。

【功效主治】滋养肝肾，消积化滞，活血化瘀。适用于老年高脂血症合并高血压患者。

自拟降脂降压汤

【组成】怀牛膝、桑寄生、白菊花、女贞子、钩藤（后下）、夏枯草各15g，生牡蛎（先煎）30g，泽泻、生山楂、制何首乌、决明子、黄精各12g。

【制法用法】水煎取汁。每日1剂，早、晚分2次服。30日为1个疗程。

【功效主治】补肝肾，益精血，消积化滞，活血化瘀。适用于高脂血症合并高血压患者。

健脾祛瘀降压方

【组成】黄芪20g，茯苓、葛根、川芎、郁金、茵陈、苍术、白术、山楂、泽泻、制何首乌各15g，木香10g。

【制法用法】水煎取汁。每日1剂，早、晚分2次服。

【功效主治】清肝益肾，消积化滞，活血化瘀。适用于高脂血症合并舒张期高血压患者。

参七楂蒲化浊汤

【组成】丹参、山楂各30g，天麻15g，三七、石菖蒲、钩藤、水蛭、泽泻各10g。

【制法用法】水煎2次取汁。每日1剂，早、晚饭后30分钟各温服 1 次，30 日为 1 个疗程。

【功效主治】活血祛瘀，养血安神，凉血消肿。适用于高脂血症合并高血压患者。

降压化瘀方

【组成】天麻、牛膝、生地黄、地龙、桃仁、红花各 15g，钩藤、黄芩、赤芍、川芎、茯神、决明子、杜仲、代赭石各 12g，丹参 20g，罗布麻、山楂各 10g。

【制法用法】水煎取汁。每日 1 剂，早、晚分 2 次服。2 周为 1 个疗程。

【功效主治】补益肝肾，平肝息风。适用于高脂血症合并舒张期高血压患者。

理气化痰祛瘀降压方

【组成】柴胡、党参、郁金、制何首乌、黄精、玄参、川芎、丹参各 12g，白芍、茯苓、当归各 15g，白术、石菖蒲各 20g，山楂 30g，甘草 6g。

【制法用法】水煎取汁。每日 1 剂，早、晚分 2 次服。30 日为 1 个疗程。

【功效主治】补益精血，活血祛瘀，养血安神，理气化痰。适用于高脂血症合并舒张期高血压患者。

三、合并冠心病

何首乌川芎汤

【组成】制何首乌、川芎各 12g，山楂 15g。

【制法用法】水煎取汁。每日1剂，早、晚分2次服。

【功效主治】补益肝肾，活血行气化瘀。适用于高脂血症合并冠心病患者。

丹参决明子汤

【组成】丹参18g，决明子、黄精各12g。

【制法用法】将上药共研为细末，制成水丸。每日2~3次，每次6~9g，温开水送服。

【功效主治】补气养阴，健脾润肺益肾，活血祛瘀。适用于高脂血症合并冠心病患者。

泽泻女贞子汤

【组成】泽泻、女贞子各12g，丹参、决明子各15g。

【制法用法】将上药共研为细末，炼蜜为丸。每日2次，每次9g，温开水送服。

【功效主治】凉血活血祛瘀，补益肝肾清虚热。适用于高脂血症合并冠心病患者。

赤芍地龙汤

【组成】赤芍、地龙各12g，山楂、制何首乌各10g。

【制法用法】水煎取汁。每日1剂，早、晚分2次服。

【功效主治】补益精血，清热凉血，活血祛瘀。适用于高脂血症合并冠心病患者。

祛瘀通痹汤

【组成】丹参、瓜蒌、山楂各30g，郁金、赤芍、泽泻各15g，川芎 10g，石菖蒲、制何首乌、党参、黄精各 12g，三七（冲服）3g，甘草、水蛭各 6g。

【制法用法】水煎取汁。每日 1 剂，早、晚分 2 次服，30 日为 1 个疗程。

【功效主治】活血祛瘀，通经止痛，清心凉血消滞。适用于高脂血症合并冠心病患者。

芳香化浊方

【组成】丹参、紫苏梗、半夏、陈皮、山楂、赤芍各 15g，木香、枳实、牡丹皮各 10g，瓜蒌、石菖蒲、白芍各 20g，檀香、炙甘草各 9g，郁金、川芎各 12g。

【制法用法】水煎取汁。每日 1 剂，早、晚分 2 次服，1 个月为 1 个疗程。

【功效主治】活血化瘀，通经清心，凉血消痈。适用于痰浊型高脂血症合并冠心病患者。

丹参首乌汤

【组成】丹参 30g，制何首乌、当归、川芎、山楂各 15g，红花、五灵脂、益母草、郁金、刘寄奴、延胡索、赤芍、泽泻各 10g，三七粉（冲服）2g。

【制法用法】水煎取汁。每日 1 剂，早、晚分 2 次服，4 周为 1 个疗程。

【功效主治】补益肝肾，活血祛瘀，通经清心。适用于高脂血症合并冠心病血瘀证患者。

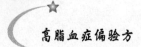
参芪通脉汤

【组成】黄芪 60g，丹参 40g，赤芍、王不留行各 30g，党参、川芎各 20g，黄精、桂枝各 15g，桃仁、红花、当归、山楂、炙甘草各 10g，三七粉（冲服）4g，生姜 3 片，大枣 3 枚。

【制法用法】水煎取汁。每日 1 剂，早、晚分 2 次服。

【功效主治】补气益肝肾，活血祛瘀，通经止痛。适用于高脂血症合并冠心病患者。

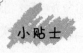

小贴士

高脂血症的分类

根据血清胆固醇和甘油三酯的检测结果，通常将高脂血症分为下列四种类型。

1. 高胆固醇血症

血清总胆固醇（TC）含量增高，即 TC > 5.70mmol/L；甘油三酯（TG）含量正常，即 TG < 1.81mmol/L。

目前已知属遗传因素引起血浆胆固醇水平升高的家族性血脂异常的有：家族性高胆固醇血症、家族性载脂蛋白 B100 缺陷症、多基因家族性高胆固醇血症、家族性混合型高脂血症、家族性异常 β-脂蛋白血症以及家族性脂蛋白（a）过多症。改善饮食结构、控制体重、增加体育锻炼是治疗高胆固醇血症最基本的措施。

2. 高甘油三酯血症

血清甘油三酯（TG）含量增高，即 TG > 1.81mmol/L；

总胆固醇（TC）含量正常，即 TC < 5.70mmol/L。

高甘油三酯血症大多是继发于其他疾病。如酒精过量、慢性糖尿病、肾炎、糖原贮积病和药物（如雌激素、口服避孕药、类维生素 A、噻嗪类、可的松）等。

而家族性高甘油三酯血症（FHTG）是一种常染色体显性遗传性疾病。在一般人群中，估计该病的患病率为 1/300~1/400。血浆中甘油三酯水平通常为 3.4~9.0mmol/L。极低密度脂蛋白（VLDL）中的载脂蛋白含量正常，其中胆固醇与甘油三酯的比例低于 0.25。FHTG 患者的另一个特征是，血浆低密度脂蛋白 – 胆固醇（LDL-C）和高密度脂蛋白 – 胆固醇（HDL-C）水平低于一般人群的平均值。

3. 混合型高脂血症

血清总胆固醇（TC）和甘油三酯（TG）含量均增高，即 TC > 5.70mmol/L、TG > 4.5mmol/L。

混合型高脂血症是动脉粥样硬化的主要发病因素。常因侵犯重要器官而引起严重后果，如冠心病、糖尿病、脑血管意外、顽固性高血压及肾病综合征、胰腺炎、结石、脂肪肝等。动脉硬化的发生和发展，与血脂过高有着密切的关系。

4. 低高密度脂蛋白血症

即血清高密度脂蛋白胆固醇（HDLC）含量降低，即 HDLC < 0.91mmol/L。

流行病学研究显示，低水平的高密度脂蛋白（HDL）与冠心病（CAD）发病率的上升有关联，此病常由基因因素所致。此外，肥胖、吸烟、糖尿病、尿毒症和肾病综合征及一些药物(噻嗪利尿药、β受体阻滞剂、雄激素类固醇、大多数促孕药物如丙丁醇)等因素都会引起高密度脂蛋白水平的下降。

四、合并脂肪肝

导痰汤加减

【组成】白术、茯苓各 15g，玄参、虎杖、泽泻、瓜蒌、建曲、麦芽、陈皮、郁金各 12g，半夏 10g，贝母 9g，胆南星、砂仁、甘草各 6g。

【制法用法】水煎取汁。每日 1 剂，早、晚分 2 次服。

【功效主治】补中益气，健脾益肺，燥湿利水。适用于高脂血症合并脂肪肝患者。

茵陈蒿汤加减

【组成】茵陈 20g，白术、白芍各 15g，栀子、虎杖、陈皮、茯苓、川芎、山楂、柴胡、郁金各 12g，枳壳、香橼各 9g，大黄、甘草各 6g。

【制法用法】水煎取汁。每日 1 剂，早、晚分 2 次服。

【功效主治】益气养肝，健脾和胃，活血化瘀，燥湿利水。适用于高脂血症合并脂肪肝患者。

丹参柴胡汤

【组成】丹参 15g，柴胡、山楂各 10g，泽泻 12g。

【制法用法】将上药共研为细末，制成散剂。每日 2~3 次，每次 6~9g，温开水送服。

【功效主治】消积化滞，活血化瘀，通经止痛。适用于高脂血症合并脂肪肝患者。

何首乌郁金汤

【组成】制何首乌 15g，郁金、丹参各 12g，川芎 10g。

【制法用法】水煎取汁。每日 1 剂，早、晚分 2 次服。

【功效主治】补益肝肾，活血祛瘀，通经止痛，清心除烦。适用于高脂血症合并脂肪肝患者。

虎杖何首乌汤

【组成】虎杖、制何首乌各 15g，山楂 12g。

【制法用法】将上药共研为细末，制成散剂。每日 2 次，每次 9g。温开水送服。

【功效主治】补益肝肾，散瘀化痰。适用于高脂血症合并脂肪肝患者。

丹参决明子汤

【组成】丹参 15g，决明子、郁金各 12g。

【制法用法】水煎取汁。每日 1 剂，早、晚分 2 次服。

【功效主治】清肝祛火，活血祛瘀，通经止痛。适用于高脂血症合并脂肪肝患者。

山楂柴胡汤

【组成】山楂、柴胡、泽泻、郁金各等份。

【制法用法】将上药共研为细末，制成散剂。每日 2~3 次，每次 6~9g，温开水送服。

【功效主治】益肝清火，消积化滞，活血化瘀。适用于高脂血症合并脂肪肝患者。

疏肝降脂汤

【组成】柴胡 12g，决明子、丹参、制何首乌各 20g，赤芍 15g，茵陈、生山楂各 30g，陈皮、白术、泽泻各 10g，甘草 6g。

【制法用法】水煎取汁。每日 1 剂，早、晚分 2 次服。1 个月为 1 个疗程。

【功效主治】清热祛火益肝，清心凉血祛瘀。适用于高脂血症合并脂肪肝患者。

化痰消脂益肝汤

【组成】葛根、泽泻、郁金、制何首乌、白术各 12g，苍术、茯苓、薏苡仁、山楂各 15g，绞股蓝、六月雪、平地木各 20g，砂仁 6g，甘草 6g。

【制法用法】水煎取汁。每日 1 剂，早、晚分 2 次服。

【功效主治】补益肝肾，益气安神，清热祛痰。适用于高脂血症合并脂肪肝患者。

清肝降脂汤

【组成】金银花、决明子、柴胡、生荷叶各 10g，郁金、制何首乌各 15g，山楂、泽泻各 30g，丹参 20g，大黄、甘草各 6g。

【制法用法】水煎取汁。每日 1 剂，早、晚分 2 次服。

【功效主治】清热祛火，活血祛瘀，通经止痛。适用于高脂血症合并脂肪肝患者。

降脂益肝饮

【组成】茵陈、枸杞子、决明子、山楂、瓜蒌、小蓟各15g，苍术12g，薏苡仁30g，陈皮、佩兰叶各9g，熟大黄、生甘草各3g。

【制法用法】水煎取汁。每日1剂，早、晚分2次服。1个月为1个疗程。

【功效主治】滋阴肝肾，清热祛火，活血化瘀。适用于高脂血症合并脂肪肝患者。

益肾调脂护肝汤

【组成】桑寄生、制何首乌、泽泻、丹参各15g，生山楂30g，枸杞子、僵蚕、醋柴胡、郁金各10g，甘草6g。

【制法用法】水煎取汁。每日1剂，早、晚分2次服。1个月为1个疗程。

【功效主治】补益肝肾，活血祛瘀，清心凉血。适用于高脂血症合并脂肪肝患者。

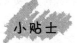

小贴士

人们对血脂认识的误区

误区一

"血脂偏高""胆固醇异常"是多吃少动的生活方式导致的。不少人把血脂偏高、胆固醇异常看作是多吃少动带来的"富贵病"。周玉杰教授指出，胆固醇异常并不是一种简单的生活方式病。它虽然与饮食运动有一定关系，但并不是只要忌口、多运动就能解决的。在导致以冠心病为主的心脑血管疾病的发生因素中，年龄、性别、冠心病家族史等危险因素不可改变。在可以改变的因素中，引起严重危害的主要是胆固醇异常，尤其是低密度脂蛋白胆固醇过高。此外，患者若同时患有高血压、糖尿病以及有吸烟习惯也是导致胆固醇沉积、诱发冠心病的重要因素。很多体重较轻的瘦人与严格素食者以为自己绝不会发生血脂偏高、胆固醇异常问题，其实，只要他有上述危险因素，都可能因此出现冠心病。

误区二

高血脂就是甘油三酯高，就是血黏度高、血流缓慢。血脂是血中所含脂质的总称，其中主要包括胆固醇和甘油三酯。引起严重危害主要是胆固醇异常，尤其是低密度脂蛋白胆固醇（低密度脂蛋白）过高。研究显示，甘油三酯的增加未能显示与冠心病、缺血性心血管病的相对风险增加相关。而如果血液中有过多的低密度脂蛋白沉积于动脉血管壁，就会形成粥样斑块。有斑块的血管狭窄或破裂就直接导致急性心肌梗死、中风，甚至猝死。因此，低密度脂蛋白胆固醇是目前最重要的血脂检测指标，并非甘油三酯。

误区三

体检化验单没有"箭头"就是正常。如今很多人都格外关注体检结果中的胆固醇指标，但鲜有人发现自己有胆固醇异常问题，因为化验单上并未发现有"箭头"。为什么流行病学专家的统计数据却如此之高呢？周玉杰教授介绍说，一般人群和已有冠心病或糖尿病等疾病，或者已经发生过心肌梗死、中风的患者，血脂治疗值和目标值与化验单上显示的正常值是不同的。

他们的血脂目标值要求更严格，要低于血脂化验单上的参考值，即"坏"胆固醇LDL-C需低于80mg/dl或者2.1mmol/L。重点人群，即40岁以上男性、绝经女性、肥胖、有黄色瘤、有血脂异常及心脑血管病家族史者的胆固醇指标也不能仅仅参考化验单上"不高于3mmol/L"这一指标。

误区四

胆固醇异常是慢性问题，即使不达标也不会有大碍。胆固醇异常在很多人眼中是一种慢性问题，就像高血压、糖尿病一样，一时半会儿不会导致健康出大问题。实际上，以冠心病为主的心脑血管疾病往往与动脉粥样硬化密不可分，它的特征是：慢性进展、急性突变、全程炎症。"坏"胆固醇在动脉血管内壁慢慢沉积形成动脉粥样硬化斑块，使血管变窄、被阻塞住。并且，这些斑块就像一个个"不定时炸弹"，随时可能破裂，导致急性心肌梗死、中风。如果不尽早控制，年纪轻轻的患者也同样会遭遇斑块破裂带来的恶果。

第二章　食疗偏方

一、粥类偏方

薏米粥

【组成】薏米 60g，水发银耳 30g，茯苓末 20g，白糖适量。

【制法用法】前 2 味洗净入锅，加水煮沸，改小火煮至银耳酥烂，加入后 2 味和匀稍煮即可。每日分 2 次服用，可常用。

【功效主治】健脾利湿，清热润肺，去脂减肥。适用于脾虚湿盛型高脂血症患者。

螺旋藻粥

【组成】螺旋藻粉 10g，鲜山药片、粟米各 100g，白糖适量。

【制法用法】粟米淘洗后入锅，加水煮沸，改小火煮至米开花，加入山药煮沸，改小火煮至粥将成时，加入其余 2 味和匀煮沸即可。每日分 2 次服用，可常用。

【功效主治】健脾利湿，降浊去脂。适用于脾虚湿盛型高脂血症患者。

陈皮米粥

【组成】陈皮、黄精各 10g，丹参 15g，大米 100g，红糖适量。

【制法用法】前 3 味水煎取汁，入淘洗干净的大米煮成粥，加红糖调味即可。每日分 2 次服用，可常用。

【功效主治】理气活血，滋阴补虚，化痰降脂。适用于气血瘀滞型高脂血症患者。

山楂小米粥

【组成】山楂片 30g，橘叶 15g，三七末 2g，小米 100g，红糖适量。

【制法用法】前 2 味水煎取汁，入淘洗干净的小米煮沸，改小火煮至小米粥将成时，加入其余 2 味和匀煮沸即可。每日分 2 次服用，可常用。

【功效主治】理气活血，去脂降压。适用于气血瘀滞型高脂血症患者。

黄精山药粥

【组成】黄精 15g，山药 30g，大米 100g，白糖适量。

【制法用法】山药研为细末；黄精洗净，水煎取汁，去渣。将黄精汁液与大米共煮为稀粥，待将熟时调入山药末、白糖，煮沸即成。每日 1 次，早餐食用。

【功效主治】健脾益肾。适用于高脂血症患者。

杜仲粥

【组成】杜仲 10g，大米 50g。

【制法用法】大米淘净；杜仲用布包。将杜仲水煎取汁、去渣，加入大米煮为稀粥。每日 1 次，早餐食用。

【功效主治】补肝肾，降血脂。适用于高脂血症患者。

山药杜仲粥

【组成】山药 30g，杜仲 10g，糯米 50g。

【制法用法】糯米淘净，山药切片。将杜仲布包，与山药、糯米加水煮至粥熟后，去药包服食。每日 1 次，早餐食用。

【功效主治】补肾益气，降浊去脂。适用于高脂血症患者。

黄精决明子粥

【组成】黄精 30g，决明子 10g，大米 50g。

【制法用法】决明子炒香，黄精切细。将黄精、决明子水煎取汁、去渣，加入大米煮为稀粥。每日 2 次，早晚服食。

【功效主治】清热养阴，去脂护肝。适用于高脂血症患者。

瘦身粥

【组成】白术、防己各 15g，制何首乌、泽泻各 20g，淫羊藿、黄芪、生山楂、莱菔子、花生壳各 30g，大米 100g。

【制法用法】将诸药择净，水煎取汁备用；大米淘净，加清水适量煮为稀粥，待熟时调入药汁，再煮沸即成。每日 1 次，连服 2 个月。

【功效主治】健脾利湿，化痰消脂。适用于高脂血症、高血压患者。

桑仁芝麻糊

【组成】桑仁、黑芝麻各 60g，大米 30g，白糖适量。

【制法用法】将黑芝麻、桑仁、大米分别洗净后，同放入罐中捣烂备用；炒锅中放清水 3 碗，煮沸后加入白糖，待糖溶化于水后缓缓加入捣烂的 3 种原料，煮成粥糊服食。当主食食用。

【功效主治】滋阴清热，降低血脂。适用于高脂血症患者。

桑仁粥

【组成】桑仁 20g，大米 50g，冰糖少许。

【制法用法】将桑仁择洗干净，冰糖敲碎；大米淘净，放入锅中加清水适量，煮沸后，下桑仁，文火煮至粥熟，调入冰糖，再煮 1~2 沸服食。当主食食用，每日 1 次。

【功效主治】滋阴养血，润肠通便。适用于高脂血症患者。

大枣首乌粥

【组成】大枣 5 枚，大米 100g，制何首乌 30g。

【制法用法】大枣去核；大米淘净。先取何首乌水煎取汁，再取药汁与大米、大枣共煮为稀粥。每日 2 次，早晚服食。

【功效主治】补肝肾，益气血，降血脂，润肠燥。适用于高脂血症患者。

李仁薏米粥

【组成】郁李仁 6g，薏米 50g。

【制法用法】将郁李仁研碎，水煎取汁，去渣；取药汁与薏米共煮为稀粥服食。每日 1 次，早餐服食。

【功效主治】健脾利湿，降脂去腻。适用于高脂血症患者。

薏米杏仁粥

【组成】薏米 30g，杏仁 10g，大米 50g，白糖适量。

【制法用法】杏仁去皮；薏米、大米淘净。取薏米、大米煮粥，待半熟时下杏仁，煮至粥熟。以白糖调味服食。每日 1 次服食。

【功效主治】健脾除湿，除痰去腻。适用于高脂血症患者。

薏米莲子粥

【组成】薏米、莲子各 30g，大米 50g。

【制法用法】莲子、薏米用温水浸泡 30 分钟，淘净。将莲子、薏米、大米同放入锅中，加清水适量，煮为稀粥。每日 1~2 次，早晚服食。

【功效主治】健脾利湿，化浊去腻。适用于高脂血症患者。

茯苓薏米粥

【组成】茯苓、薏米各 25g，陈皮 5g，大米 50g。

【制法用法】将茯苓、薏米、陈皮水煎取汁；取药液与大米同煮为稀粥。每日 1 次，晚餐服食。

【功效主治】健脾利湿，化痰降脂。适用于高脂血症患者。

赤豆内金粥

【组成】赤小豆 30g，鸡内金 10g。

【制法用法】将鸡内金烘干，研末；赤小豆洗净，加水煮至八成熟时下鸡内金粉，继续煮至豆熟。每日 1 次，早餐服食。

【功效主治】清热利湿，消积化腻。适用于高脂血症患者。

茯苓栗子粥

【组成】茯苓 20g，大枣 10 枚，栗子 250g，大米 100g。

【制法用法】茯苓研为细末，大枣去核，栗子去壳、去皮，研为细粒。将以上原料同放锅中，加清水适量煮沸后，转文火煮为稀粥。每日 1 次，早餐服食。

【功效主治】健脾安神，化痰降脂。适用于高脂血症患者。

茯神粥

【组成】茯神 10g（茯神也称抱木神，为茯苓带有松根的白色部分，与茯苓功效相同而长于安神），大米 100g。

【制法用法】茯神研为细末。先取大米淘净，煮为稀粥，待熟时调入茯神末，再煮沸即可。睡前服食。

【功效主治】宁心安神，化痰去腻。适用于高脂血症患者。

燕麦大米粥

【组成】燕麦、大米各等量。

【制法用法】燕麦碾碎，大米淘净。将二者同放砂锅中，加清水适量，煮至熟服食。每日 1 次，午餐或晚餐服食。

【功效主治】健脾养胃。适用于高脂血症患者。

玉米豆枣粥

【组成】玉米面、大枣各 50g，白扁豆 25g。

【制法用法】将大枣去核，原料洗净，同放入锅中，加清水适量，如常法煮成粥。佐餐食用。

【功效主治】健脾利湿。适用于高脂血症患者。

山药扁豆粥

【组成】山药30g，白扁豆15g，大米50g，白糖少许。

【制法用法】大米、白扁豆淘洗干净；山药去皮洗净，切片；将大米、扁豆同放锅中，加清水适量，武火烧沸后转文火煮至八成熟，加山药、白糖煮至粥熟服食。每日2次，早晚餐服食，连服1周。

【功效主治】补益脾胃，利湿祛浊。适用于高脂血症患者。

扁荷粥

【组成】白扁豆50g，冰糖30g，荷叶1张，大米50g。

【制法用法】将扁豆、大米淘洗干净，荷叶洗净切丝，冰糖研细；先取扁豆煮沸后，下大米煮至扁豆黏软时，再下荷叶、冰糖，煮20分钟后即成。当早餐食用。

【功效主治】清暑利湿，利胃厚肠，降脂去腻。适用于高脂血症患者。

陈皮粥

【组成】陈皮10g，大米50g。

【制法用法】陈皮洗净，切细，水煎取汁，去渣；大米淘净，放入锅中，加入陈皮汁及清水适量，煮为稀粥。当早餐食用。

【功效主治】健脾化痰降脂。适用于高脂血症患者。

山药莲枣粥

【组成】山药 35g，莲子 30g，大枣 20g，糯米 100g，红糖适量。

【制法用法】大枣去核；糯米、莲子、山药用清水淘净；将大枣、莲子、山药、糯米同放锅中，加清水适量同煮为粥，待熟时加红糖调味。每日 1 次，早、晚分 2 次温服。

【功效主治】补益脾肺，利湿化痰。适用于高脂血症患者。

燕麦赤小豆粥

【组成】燕麦片 100g，赤小豆、大米各 60g，白糖适量。

【制法用法】将赤小豆、大米分别淘洗干净，一同放入锅中，加入清水适量，武火煮沸后改用文火煮粥，待粥将成时，调入燕麦片及白糖搅匀，再稍煮即可。每日早晚餐温热服食。

【功效主治】健脾和胃，利水除湿。适用于脾虚湿盛型高脂血症患者。

三豆茯苓粥

【组成】绿豆、白扁豆、赤小豆、茯苓、大米各 30g。

【制法用法】将茯苓研为细粉备用。绿豆、白扁豆、赤小豆、大米分别淘洗干净，一同放入锅中，加入清水适量，武火煮沸后改用文火煮粥，待粥将成时，调入茯苓粉搅匀，再稍煮即可。每日早晚餐温热服食。

【功效主治】清热利湿。适用于高脂血症患者。

山楂黄精粥

【组成】山楂 15g，黄精 15~30g，大米 100g，白糖适量。

【制法用法】将山楂、黄精水煎，去渣取汁，与淘洗干净的大米一同倒入锅中，共同煮粥，待粥将成时，调入白糖搅匀，再稍煮即可。每日早晚餐温热服食。

【功效主治】调脾胃，润心肺，祛瘀血，降血脂。适用于高脂血症、动脉粥样硬化症患者。

花生壳粥

【组成】花生壳、大米各 60g，冰糖适量。

【制法用法】将花生壳洗净，水煎去渣取汁，与淘洗干净的大米一同倒入锅中，共同煮粥，待粥将成时，调入冰糖搅匀，再稍煮即可。每日早晚餐温热服食。

【功效主治】润肺和胃，降脂降压。适用于高脂血症、高血压病患者。

绞股蓝粟米粥

【组成】绞股蓝 15g，粟米 100g，红糖 10g。

【制法用法】将绞股蓝水煎去渣取汁备用。将淘洗干净的粟米放入锅中，加入清水适量，武火煮沸后改用文火煮粥，待粟米粥将成时，加入药汁及红糖搅匀，再稍煮即可。每日早晚餐温热服食。

【功效主治】健脾益气，化痰降脂。适用于高脂血症患者。

山楂粥

【组成】山楂 45g，大米 100g，红糖适量。

【制法用法】将山楂水煎取汁，与淘洗干净的大米一同放入锅中，再加清水适量，文火煮粥，待粥将成时调入红糖，使之充分混合溶化即可。每日早晚餐温热服食。

【功效主治】健脾益胃，活血化瘀，降脂去浊。适用于高脂血症患者。

荷叶粥

【组成】鲜荷叶1张，大米50g。

【制法用法】荷叶洗净，切丝；大米淘净。将荷叶水煎取汁。取药汁与大米共煮为稀粥服食。每日1次。

【功效主治】清热化痰，去脂降浊。适用于高脂血症患者。

银耳粥

【组成】银耳5g，大米50g，白糖适量。

【制法用法】将银耳发开，择洗干净；大米淘净。锅中加清水适量，放入银耳及大米，武火煮沸后转文火煮至粥熟，下白糖再煮沸即成。佐餐食用，每日1次。

【功效主治】去脂化浊，滋养肌肤。适用于高脂血症患者。

三豆粥

【组成】绿豆、赤小豆、白扁豆各30g。

【制法用法】将绿豆、赤小豆、白扁豆去除杂质、择洗干净后同放入锅中，加清水适量，武火煮沸后转文火煮至粥熟服食。佐餐食用，每日1次。

【功效主治】清热除烦，利湿化痰。适用于高脂血症患者。

山药赤小豆粥

【组成】山药、赤小豆各30g，白糖少许。

【制法用法】赤小豆洗净，山药切片。将赤小豆放入锅中，加清水适量，武火煮沸后转文火煮至半熟，下山药片、白糖，煮至粥熟即成。每日1次，早餐服食。

【功效主治】健脾利湿，化痰降浊。适用于高脂血症患者。

轻身冬瓜粥

【组成】冬瓜100g，大米30g。

【制法用法】将冬瓜皮用刀刮后洗净，不要把皮削掉，切成小块；大米淘洗干净，放入锅中加清水适量，煮沸后下冬瓜，煮至粥熟服食。当主食食用。

【功效主治】健脾利湿，去脂减肥。适用于高脂血症患者。

山药粉粥

【组成】生山药适量（100~150g），或用干山药研粉，每次用面粉100~150g，葱、姜、红糖各少许。

【制法用法】将山药洗净、捣烂成糊，或将干山药研为细粉；葱、姜洗净，切为细末；将山药糊同面粉调匀，或将山药粉与面粉加冷水调匀，入沸水中煮为粥糊，将熟时加葱、姜、红糖，稍煮1~2沸即成。每日1次，温热服食。

【功效主治】养心气，健脾胃。适用于高脂血症患者。

山药大米粥

【组成】鲜山药100g，大米100g。

【制法用法】将山药去皮、洗净，切为细粒；大米淘净，放入锅中，加清水适量，煮沸后转文火煮为稀粥，待熟时调入山药粒，再煮1~2沸即成。当主食食用。

【功效主治】健脾益胃。适用于高脂血症患者。

山药薏米大枣粥

【组成】山药、糯米各 30g，薏米 20g，大枣 10 枚，生姜 3 片，红糖 15g。

【制法用法】将糯米、薏米淘洗干净，大枣去核，生姜洗净、切为细末；山药研为细末。将以上两种米与大枣同放锅中，加清水适量，煮沸后下生姜、山药同煮为粥。待熟后调入红糖服食。

【功效主治】健脾利湿，补益脾胃。适用于高脂血症患者。

荷叶二花粥

【组成】鲜荷叶 1 张，荷花 1 朵，扁豆花 5 朵，大米 100g。

【制法用法】将鲜荷叶洗净，切细；先取大米煮粥，待熟后调入荷叶、荷花、扁豆花，再次煮沸服食。当主食食用。

【功效主治】清热解暑，除烦利尿。适用于高脂血症患者。

决明菊花粥

【组成】炒决明子 12g，白菊花 9g，粳米 100g，冰糖适量。

【制法用法】将决明子和白菊花洗净后，置锅内加适量清水煎煮 30 分钟，去渣取汁，再放入粳米煮粥，加少许冰糖调味即成。每日 1 次，分早、晚餐食用。

【功效主治】清肝降火，降脂。适用于高脂血症患者。

荷叶粟米粥

【组成】荷叶细末 15g，粟米 100g，大枣 15 枚，红糖适量。

【制法用法】将大枣、粟米拣杂，淘洗干净，放入砂锅中，加水适量，大火煮沸后，改用小火煨煮 30 分钟，调入荷叶细末，继续用小火煨煮至粟米酥烂，加入红糖，拌匀即成。每日分早、晚 2 次服。

【功效主治】补虚益气，通脉散瘀，降血脂。适用于高脂血症患者。

陈皮枸杞粟米粥

【组成】陈皮、枸杞子各 15g，粟米 100g。

【制法用法】将陈皮拣杂、洗净、晒干或烘干，研成细末备用。将枸杞子、粟米分别淘洗干净，同放入砂锅中，加水适量，大火煮沸后，改用小火煨煮 30 分钟，待粟米酥烂、粥将熟时，调入陈皮细末，拌和均匀，再用小火煨煮至沸即成。每日分早、晚 2 次服。

【功效主治】滋补肝肾，化痰降脂。适用于高脂血症患者。

三七山楂粥

【组成】三七 3g，山楂（连核）30g，粟米 100g。

【制法用法】将三七洗净，晒干或烘干，研成极细末，备用；山楂洗净，切成薄片待用。将粟米淘洗干净，放入砂锅中，加水适量，先用大火煮沸，加入山楂片，改用小火共煨至粟米酥烂、粥黏稠时调入三七粉，拌和均匀即成。每日分早、晚 2 次服。

【功效主治】消食导滞，化瘀降脂。适用于中老年气血瘀滞型高脂血症患者。

红花大枣粟米粥

【组成】红花 5g，大枣 10 枚，红糖 20g，粟米 100g。

【制法用法】将红花拣去杂质、洗净，放入纱布袋中，扎紧袋口，备用；大枣洗净，用温开水浸泡片刻，放入碗中待用。将粟米淘洗干净，放入砂锅中，加适量水，大火煮沸后放入红花药袋及大枣，改用小火煮 30 分钟，取出药袋，继续用小火煨煮至粟米酥烂、粥黏稠时，调入红糖，拌匀即成。每日早、晚餐分食。

【功效主治】活血补血，益气健脾，祛瘀降脂。适用于高脂血症患者。

泽泻山楂粟米粥

【组成】泽泻 10g，山楂 20g，粟米 100g。

【制法用法】将泽泻、山楂分别拣杂，洗净后同入砂锅中，加水煎煮 40 分钟，过滤去渣，取汁备用。将粟米淘洗干净，入锅后，加水煨煮至粟米酥烂、粥黏稠时，加入泽泻、山楂煎汁，用小火煨煮至沸即成。每日分早、晚 2 次分服。

【功效主治】消食导滞，化瘀消脂。适用于高脂血症患者。

花生决明子粥

【组成】决明子 15g，花生仁、粳米各 50g，冰糖适量。

【制法用法】将决明子放入铁锅内，炒至微有香气，取出，待冷后放入砂锅内，加水适量煎煮，去渣取汁。花生仁、粳米淘洗干净，下入锅内，加水煮粥，粥将熟时加入决明子汁，放入冰糖，继续煮片刻。每日 1 次，5~7 日为 1 个疗程，适合春、夏季食用。

【功效主治】清肝，明目，通便。适用于原发性高血压、高脂血症及习惯性便秘患者。

莲子萝卜薏苡粥

【组成】莲子、薏苡仁各 15g，白萝卜 100g，大米 50g。

【制法用法】莲子、薏苡仁、大米淘洗干净；白萝卜洗净，切成小片。将莲子、薏苡仁、大米、白萝卜片一同放入电饭煲中，加入清水 1000ml，煲至莲子、薏苡仁、大米熟烂粥成即可。每日早、晚餐温热服食。

【功效主治】健脾利湿，下气消痰。适用于肥胖型高脂血症患者。

莱菔子粥

【组成】炒莱菔子 10g，大米 60g。

【制法用法】将炒莱菔子研为细末，与大米一同放入锅中，加入清水适量，武火煮沸后，改用文火煮至米熟粥成即可。每日早、晚餐温热服食。

【功效主治】下气消痰，养胃健脾。适用于肥胖型高脂血症患者。

丝瓜虾皮粥

【组成】丝瓜 500g，虾皮 15g，粟米 100g，葱花、生姜末、食盐、味精、黄酒各适量。

【制法用法】将丝瓜刨去薄层外皮，洗净，切成小块备用。粟米淘洗干净，放入锅中，加入清水适量，武火煮沸后改用文火煮粥，待米熟粥将成时，放入丝瓜块及虾皮，再加葱花、生姜末、食盐、味精，烹入黄酒，搅匀，继续煮至米熟粥成即可。每日早晚随餐作主食服食。

【功效主治】清热化痰，生津除烦，止渴降糖。适用于高脂血症合并糖尿病患者。

天麻钩藤大枣粥

【组成】天麻 12g，钩藤 15g，大枣 6 枚，大米 100g，白糖适量。

【制法用法】将天麻、钩藤一同放入砂锅中，加入清水适量，煎 30 分钟后，去渣取汁，与淘洗干净的大米、大枣共同煮粥，待粥将成时加入白糖调匀，再稍煮即可。每日早、晚餐温热服食。

【功效主治】平肝息风，和中开胃，化浊降脂。适用于高脂血症合并高血压患者。

丹参山楂粥

【组成】丹参 15~30g，山楂 30~40g，大米 100g，红糖适量。

【制法用法】先将丹参、山楂水煎去渣取汁，与淘洗干净的大米一同倒入锅中，共同煮粥，待粥将成时加入红糖，再稍煮即可。每日早、晚餐温热服食。

【功效主治】健脾胃，消食积，化瘀滞，降浊脂。适用于高脂血症合并冠心病患者。

川芎红花粥

【组成】川芎、红花各 6g，大米 50~100g，白糖适量。

【制法用法】先将川芎、红花水煎去渣取汁，与淘洗干净的大米一同倒入锅中，共同煮粥，待粥将成时加入白糖，再稍煮即可。每日早、晚餐温热服食。

【功效主治】行气活血，祛瘀止痛。适用于高脂血症合并冠心病患者。

小贴士

注意饮食对高脂血症的作用

高脂血症是由于脂肪代谢或运转异常使血浆中一种或几种脂质高于正常，它是脂蛋白紊乱的标志。合理的饮食是治疗高脂血症最合乎生理的和最有效的措施，即使正在服用降血脂药物的患者，也必须以饮食治疗为基础，否则药物的疗效也将被无节制的饮食所抵消。

不少高脂血症患者认为吃了药就万事大吉，其实非药物治疗对于高脂血症的康复也很重要。国内外的专家普遍认为，高脂血症患者首先应降低膳食中胆固醇和饱和脂肪酸的摄入量，通过控制总热量和增加体力活动来保证热量平衡，达到和维持理想体重的健康要求。在饮食治疗无效时，方才使用药物治疗。

1. 减少脂肪的摄入量是控制热量的基础

动物性脂肪类食物饱和脂肪酸过多，脂肪容易沉积在血管壁上，增加血液的黏稠度。饱和脂肪酸能够促进胆固醇吸收和肝脏胆固醇的合成，使血清胆固醇水平升高。饱和脂肪酸长期摄入过多，可使甘油三酯升高，并有加速血液凝固的作用，促进血栓形成。多不饱和脂肪酸可使血液中的脂肪酸向着健康的方向发展，能够减少血小板的凝聚，降低血液的黏稠度并增加抗凝血作用。

2. 限制胆固醇的摄入量

胆固醇是人体必不可少的物质，但摄入过多则危害很大，膳食中的胆固醇每日不超过 300mg，忌食含胆固醇高的食物。

3. 供给充足的蛋白质

蛋白质是一切生命的物质基础，其来源非常重要，宜选择富含优质蛋白质的食物，且植物蛋白质的摄入量要在50% 以上。如果饮食中缺乏蛋白质，可引起人体内脏器官的耗损，造成营养不良，抗病能力减低，容易生病。

4. 多吃富含维生素和纤维素的食物

虽然人体中的维生素需要量很小，但是作用却非常巨大。维生素缺乏时便会出现营养缺乏病。膳食纤维在防治人体慢性病方面具有独特的生理作用，但并非多多益善，其摄入过多会影响一些维生素和矿物质的吸收。膳食纤维每日的推荐摄入量为 30.2g。在鲜果和蔬菜中，含维生素C、纤维素较多，能够降低甘油三酯、促进胆固醇的排泄。

二、汤羹类偏方

黄精大枣汤

【组成】黄精 10g，大枣 10 枚。

【制法用法】黄精洗净、切细，大枣去核。将黄精、大枣同放入锅中，加清水适量，文火煮熟，饮汤，嚼食黄精、大枣。

【功效主治】补益脾肺，去脂化浊。适用于高脂血症患者。

黄精二米汤

【组成】黄精 20g，莲子 30g，薏米 50g，精盐、味精各适量。

【制法用法】黄精、薏米、莲子择洗干净；黄精切细。将以上 3 种原料同放入锅中，加清水适量，文火煮至米熟汤浓，调入精盐、味精适量，再次煮沸服食。每日 1 次，早餐食用。

【功效主治】补益脾肺，利湿降浊。适用于高脂血症患者。

黄精当归鸡蛋汤

【组成】黄精、当归各 20g，鸡蛋 3 枚。

【制法用法】黄精、当归洗净，切细。将黄精、当归、鸡蛋同放入锅中，加清水适量，文火煮至鸡蛋熟后去壳再煮 50 分钟。食蛋饮汤，嚼食黄精。每日 1 次。

【功效主治】养血化瘀，去脂降浊。适用于高脂血症患者。

山楂首乌汤

【组成】山楂、制何首乌各 15g，白糖适量。

【制法用法】山楂、何首乌洗净、切碎，一同入锅，加水适量，浸泡 2 小时，再熬煮约 1 小时，加入白糖，去渣取汤。每日分 2 次温服。

【功效主治】调补肝肾，降脂降压。适用于高脂血症、高血压患者。

腐竹莲子汤

【组成】腐竹100g，龙须菜、莲子各40g，瘦猪肉60g，味精、精盐各适量。

【制法用法】将上述材料择洗干净，一起煮汤后食用。佐餐食用。

【功效主治】滋阴清热，益气健脾，降脂降压。适用于高脂血症、高血压患者。

核桃大豆汤

【组成】核桃仁10个，大豆300g，白及10g，大米、白糖各50g。

【制法用法】先将大豆、白及同炒熟研粉，核桃仁放碗中，加开水浸泡5分钟，而后与泡过的大米混匀、研碎，放入瓷盆中，加入5~6杯水，经过充分浸泡后用纱布过滤，取汁，倒入锅中，加水3杯，煮沸；再将大豆、白及粉放入核桃液内，加白糖煮成糊状服食。每日食用。

【功效主治】通经，养荣，益血。适用于高脂血症、高血压患者。

薏米百合汤

【组成】薏米200g，百合30g。

【制法用法】将薏米、百合择洗干净，放入锅中，加水5碗，煎至3碗即成。每日分4次服用，并嚼食薏米、百合。

【功效主治】清热化痰，降脂降压。适用于高脂血症、高血压患者。

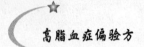

莲子豆仁汤

【组成】大枣、莲子各 30g，绿豆、薏米、豆皮各 60g，红糖适量。

【制法用法】大枣去核，莲子、绿豆、薏米泡洗择净，豆皮发开切细；将以上原料同放入锅中，加清水适量，煮至熟烂后用红糖调味。当早餐服食。

【功效主治】清热解毒，去脂降腻。适用于高脂血症患者。

银耳山楂汤

【组成】银耳 20g，山楂片 40g，白糖适量。

【制法用法】银耳发开，择洗干净；将银耳放入锅中加清水适量，煮至银耳熟烂后下山楂片及白糖，再煮沸即成。每日 1次，佐餐食用。

【功效主治】活血祛瘀，化痰降浊。适用于高脂血症患者。

冬瓜排骨汤

【组成】冬瓜 250g，猪排骨 150g，香油、葱、生姜、花椒、食盐、味精各适量。

【制法用法】冬瓜去皮、洗净、切块，猪排骨洗净、剁块，葱洗净、切段，生姜洗净、切片，花椒研细；将猪排骨放入锅中，加清水适量煮沸后去浮沫，下冬瓜及葱段、姜片、花椒末等调味品，煮至排骨、冬瓜熟后，下精盐、味精，再煮沸即成，最后淋上香油以增光。佐餐食用。

【功效主治】清热解毒，利湿化滞，降脂降压。适用于高脂血症、高血压患者。

虫草冬菇瘦肉汤

【组成】虫草 2g，冬菇 50g，猪瘦肉 100g，植物油、花椒面、精盐、味精各适量。

【制法用法】冬菇发开、洗净、切丝，猪瘦肉洗净、切丝，勾芡；锅中放入植物油适量，烧热后下肉丝爆炒，而后下冬菇、虫草、花椒面及清水适量焖煮，待熟后，加精盐、味精调味。佐餐食用。

【功效主治】温肾健脾，开胃消脂。适用于高脂血症、高血压患者。

赤豆冬瓜生鱼汤

【组成】赤小豆 60g，冬瓜 500g，生鱼（鳢鱼）1 尾，葱白 5 段。

【制法用法】生鱼去鳞、杂，洗净；将赤小豆、冬瓜、生鱼、葱白等加水同炖，待鱼、豆熟烂后服食。佐餐食用。

【功效主治】利水消肿，化湿祛痰。适用于高脂血症、高血压患者。

芦笋冬瓜汤

【组成】芦笋 250g，冬瓜 300g，精盐、味精各适量。

【制法用法】将芦笋、冬瓜择洗干净后放入锅中，再加入精盐、味精等调料一起煮汤后食用。佐餐食用。

【功效主治】清热利水，降脂降压。适用于高脂血症、高血压等患者。

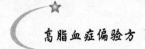

海带木耳肉汤

【组成】海带、黑木耳各 15g，瘦猪肉 60g，味精、精盐、淀粉各适量。

【制法用法】海带、木耳切丝，猪肉切成丝或薄片，用淀粉拌好，与海带丝、木耳丝同入锅中，煮沸，加入味精、精盐和淀粉，搅匀即成。佐餐食用。

【功效主治】降低血脂。适用于高脂血症患者。

百合芦笋汤

【组成】百合 50g，芦笋罐头 250g，黄酒、味精、精盐和素汤各适量。

【制法用法】百合发好洗净，锅中加入素汤，将发好的百合放入汤锅内，加热烧几分钟，加黄酒、精盐、味精调味，倒入盛有芦笋的碗中即成。佐餐食用。

【功效主治】润肺滋阴，降脂通便。适用于高脂血症患者。

乳鸽枸杞汤

【组成】乳鸽 1 只，枸杞子 30g，精盐少许。

【制法用法】枸杞子择洗干净；乳鸽去毛杂、洗净。将乳鸽与枸杞子同放入砂锅中，加清水适量，文火炖熟。调入精盐适量服食。

【功效主治】补气养血。适用于高脂血症患者。

杞子鸽蛋汤

【组成】鸽蛋 2 枚，枸杞子 15g，白糖适量。

【制法用法】枸杞子择洗干净；鸽蛋煮熟去壳。将鸽蛋与枸杞子同放入碗中，加清水适量蒸熟，白糖调味后即可。服食，每日1次。

【功效主治】养心益肾，降脂去腻。适用于高脂血症患者。

二菜汤

【组成】荠菜50g，淡菜20g。

【制法用法】淡菜洗净，泡发；荠菜洗净，切碎。将淡菜加水煎煮30分钟，再放入荠菜，煮沸即可。每日服食1次。

【功效主治】滋阴清热，平肝潜阳，降低血脂。适用于肝火亢盛、阴虚阳亢型高脂血症患者。

红花生姜豆腐汤

【组成】红花10g，豆腐500g，生姜、食盐各适量。

【制法用法】红花择洗干净；豆腐洗净，切成块；生姜洗净，切成细丝。将红花与生姜丝一同放入锅中，加入清水适量，武火煮沸后下豆腐块，继续煮至豆腐熟，用食盐调味即成。每日1次，随量食豆腐并喝汤。

【功效主治】理气活血，祛浊降脂。适用于气滞血瘀型高脂血症患者。

冬瓜芦笋紫菜汤

【组成】冬瓜、芦笋各250g，紫菜50g，葱段、生姜末、食盐、味精、香油各适量。

【制法用法】先将冬瓜、芦笋加水煮沸，再放入紫菜、葱段、生姜末、食盐、味精稍煮，加入香油搅匀即成。每日1次，随量食菜饮汤。

【功效主治】化湿泄浊，降低血脂。适用于高脂血症患者。

玉米须豆腐汤

【组成】玉米须100g，豆腐300g，水发香菇50g，葱段、生姜末、食盐、味精各适量。

【制法用法】先将玉米须水煎取汁，再将玉米须汁与豆腐、香菇一同放入锅中，加入适量清水和葱段、生姜末、食盐、味精等，煮汤即可。每日1次，随量食菜饮汤。

【功效主治】化湿利水，降低血脂。适用于高脂血症患者。

黄豆海带汤

【组成】黄豆200g，海带30g，芹菜60g，食盐、十三香、味精各适量。

【制法用法】黄豆淘洗干净；海带水发后，切成细丝；芹菜洗净，切成小条。将黄豆、海带、芹菜一同放入锅中，加入清水适量，武火煮沸后，加入食盐、十三香，改用文火慢煮，至豆熟汤成，用味精调味。每日1~2次，吃黄豆、海带，并喝汤。

【功效主治】健脾宽中，平肝清热，降低血脂。适用于高脂血症患者。

鲫鱼赤豆大蒜汤

【组成】鲫鱼（约200g）1条，赤小豆60g，紫皮大蒜1头，葱段、生姜片、食盐、香油、十三香各适量。

【制法用法】鲫鱼去鳞、鳃及内脏，洗净；赤小豆淘洗干净；大蒜去皮，切片。将鲫鱼、赤小豆、大蒜与葱段、生姜片、十三香一同放入锅中，加入清水适量，文火慢炖至鱼熟汤成，用食盐、香油调味。每日1次，吃鱼喝汤。

【功效主治】祛风除湿，健脾利水，补益气血。适用于脾虚湿盛、痰浊阻滞型高脂血症患者。

首乌黑豆甲鱼汤

【组成】制何首乌30g，黑豆60g，枸杞子18g，甲鱼1只，大枣6枚，生姜片、食盐、十三香各适量。

【制法用法】甲鱼宰杀，去内脏，洗净，切块，略炒备用。将甲鱼块、黑豆、何首乌、枸杞子、大枣、生姜片、食盐、十三香一同放入汤盆中，加入清水适量，隔水炖至甲鱼熟烂即成。每日1次，吃甲鱼肉并喝汤。

【功效主治】滋肾养肝，降低血脂。适用于肝肾阴虚型高脂血症患者。

杞麦甲鱼汤

【组成】枸杞子30g，麦冬15g，甲鱼（约500g）1只，料酒、葱丝、生姜丝、食盐各适量。

【制法用法】先将甲鱼宰杀，去内脏等，洗净，放入小盆中，加入适量清水，再放入枸杞子、麦冬、料酒、葱丝、生姜丝、食盐，清蒸至甲鱼肉熟烂即成。每日1次，吃甲鱼肉，并喝汤。

【功效主治】滋补肝肾，降低血脂。适用于肝肾阴虚型高脂血症患者。

莲子豆仁汤

【组成】大枣、莲子各30g，绿豆、薏苡仁、腐竹各60g，红糖适量。

【制法用法】大枣（去核）、莲子、薏苡仁、绿豆分别淘洗干净；腐竹发开，切成细丝。将大枣、莲子、薏苡仁、绿豆、腐竹细丝一同放入锅中，加入清水适量，武火煮沸后，改用文火慢煮，至莲子、薏苡仁、绿豆熟烂，用红糖调味即成。每日1次，随量食用。

【功效主治】清热解毒，除浊降脂。适用于高脂血症患者。

白萝卜海带汤

【组成】白萝卜250g，海带20g，蒲黄10g，食盐、味精、十三香、大蒜泥、香油各适量。

【制法用法】海带用水泡发12小时，除掉杂质，用水冲洗干净，切成菱形小片；白萝卜洗净，削去外皮及萝卜缨，切成条。将萝卜条、海带片一同放入锅中，加入清水适量，武火煮沸后，放入用纱布包裹的蒲黄，改用文火再煮半小时，取出纱布包，加食盐、味精、十三香、大蒜泥搅拌调和，淋上香油即成。每日1次，随量食菜喝汤。

【功效主治】清热解毒，利湿和中，化浊降脂。适用于高脂血症患者。

海带薏仁冬瓜汤

【组成】海带30g，生薏苡仁15g，连皮冬瓜150g。

【制法用法】海带泡发，洗净，切丝；生薏苡仁淘洗干净；冬瓜洗净，切成小块。将海带丝、生薏苡仁、冬瓜块一同放入锅中，加入清水适量，共煮成汤。每日1次，吃海带、冬瓜，并喝汤。

【功效主治】清热化痰，健脾利水，降低血脂。适用于脾虚湿盛、痰浊阻滞型高脂血症患者。

海蜇荸荠大枣汤

【组成】海蜇皮 50g，荸荠 100g，大枣 10 枚，天麻 9g，白糖适量。

【制法用法】海蜇皮洗净；荸荠去皮，洗净，切片。将海蜇皮、荸荠片与洗净的大枣、天麻一同放入锅中，加入清水适量，共煮汤，待汤成时捞出天麻，调入白糖即可。每日 2 次，吃海蜇皮、荸荠及大枣并喝汤。

【功效主治】清热平肝，健脾化痰，降低血脂。适用于脾虚湿盛、痰浊阻滞型高脂血症患者。

海带薏仁鸡蛋汤

【组成】海带、薏苡仁各 30g，鸡蛋 2 个，香油、食盐、味精各适量。

【制法用法】海带用水泡发 12 小时，除掉杂质，冲洗干净，切成细丝；薏苡仁淘洗干净。将海带丝、薏苡仁一同放入锅中，加入清水适量，武火煮沸后，改用文火再炖，至薏苡仁熟烂，淋入鸡蛋清搅匀，再稍煮，调入香油、食盐、味精即成。每日 1 次，随量食用。

【功效主治】健脾除湿，化浊降脂。适用于高脂血症患者。

冬虫夏草鲫鱼汤

【组成】冬虫夏草 3g，鲜鲫鱼 250g，葱花、姜末、黄酒、精盐、味精、五香粉、麻油各适量。

【制法用法】冬虫夏草洗干净，盛入碗中备用。鲜鲫鱼宰杀后，除去鳃及内脏，洗净，放入大蒸碗（或蒸盆）内，将虫草分放在鲫鱼腹中或体表，加葱花、姜末、黄酒以及少许精盐，加清汤足量，上笼屉，大火蒸30分钟，待鲫鱼酥烂，取下后加味精、五香粉各少许，淋入麻油即成。佐餐当汤，随意服食，喝汤吃鱼肉，嚼食虫草，当日吃完。

【功效主治】补虚健脾，化痰降浊，活血降脂。适用于高脂血症患者。

苦芹菊花汤

【组成】鲜芹菜250g，鲜苦瓜60g，鲜菊花10g，食盐、香油、味精各适量。

【制法用法】鲜菊花洗净；芹菜洗净，切段；苦瓜洗净，切片。将鲜菊花放入锅中，加入清水适量，煮沸后再入芹菜段和苦瓜片，待芹菜、苦瓜煮熟时，用食盐、香油、味精调味即可。每日1~2次，食菜并饮汤。

【功效主治】清热降压，降脂降糖。适用于肥胖型高脂血症合并糖尿病患者。

绿豆葫芦汤

【组成】绿豆100g，葫芦壳、西瓜皮、冬瓜皮各30g，白糖适量。

【制法用法】将葫芦壳、冬瓜皮、西瓜皮分别洗净，切碎，与淘洗干净的绿豆一同放入锅中，加入清水适量，武火煮沸后，改用文火继续煮至绿豆熟烂，用白糖调味即成。每日1次，随量食用。

【功效主治】清热解毒，利水消肿，化浊降脂。适用于肥胖型高脂血症患者。

木耳豆腐汤

【组成】黑木耳 30g，豆腐 250g，味精、食盐各适量。

【制法用法】黑木耳洗净，豆腐洗净、切成小块。将黑木耳与豆腐一同放入锅中，加入清水适量，共煮成汤，用味精、食盐调味即可。每日 1~2 次，食木耳、豆腐，并喝汤。

【功效主治】清热和中，化浊降脂。适用于高脂血症患者。

橘子山楂羹

【组成】橘子 300g，山楂糕丁 40g，桂花糖、白糖各适量。

【制法用法】将橘子去皮、子及橘络，洗净，切成丁，放在容器中备用。锅中放入适量清水烧热，再放入白糖，待白糖汁沸时，撇去浮沫，入橘子丁稍煮，撒上山楂糕丁及桂花糖，出锅即可。每日 1~2 次，佐餐食用。

【功效主治】理气润肺，活血化瘀，化浊降脂。适用于高脂血症合并冠心病患者。

黑芝麻薏苡仁羹

【组成】黑芝麻、薏苡仁各 50g，枸杞子 20g。

【制法用法】黑芝麻去杂，淘洗干净，晒干后放入锅中，用文火炒熟出香，趁热研成细末备用；薏苡仁、枸杞子分别洗净。将薏苡仁、枸杞子一同放入锅中，加入清水适量，武火煮沸后，改用文火煮 1 小时左右，待煮至薏苡仁熟烂黏稠时，调入黑芝麻末，搅拌均匀即成。每日早晚食用。

【功效主治】补虚润燥,生津明目,降脂降糖。适用于高脂血症合并糖尿病患者。

人参核桃羹

【组成】生晒参(也可用人参茎叶、花蕾、果肉或种子等)2g,核桃仁50g,鲜牛奶200ml。

【制法用法】将生晒参、核桃仁拣净,用清水洗净、切碎,放在一起捣烂并搅拌均匀,盛入瓷碗中,加清水适量;置锅内隔水蒸熟,再调入煮熟的牛奶,拌和成羹即成。每日分早、晚2次服。

【功效主治】滋补五脏,益气降脂。适用于中老年阴阳两虚、气血瘀滞、脾虚湿盛型高脂血症患者。

大黄莲枣薏米羹

【组成】制大黄5g,莲子30g,大枣10枚,薏米50g,红糖20g。

【制法用法】制大黄洗净,切片后晒干或烘干,研成细末备用。将莲子、大枣、薏米分别拣杂、洗净后,同放入砂锅中,用温水浸泡30分钟,视水量可添加清水,和匀,大火煮沸后,改用小火煨煮至莲子、薏米、大枣酥烂呈羹状,调入制大黄细末及红糖,搅拌均匀,再煮至沸即成。每日分早、晚2次服,或当点心,上、下午随意服食,当日吃完。

【功效主治】清热解毒,攻积祛瘀,活血降脂。适用于中老年肝肾阴虚、脾虚湿盛型高脂血症患者。

决明子核桃芝麻羹

【组成】决明子、核桃仁、黑芝麻各30g，薏米50g，红糖10g。

【制法用法】将决明子、黑芝麻分别拣杂、洗净后，晒干或烘干，决明子敲碎，与黑芝麻同入锅中，微火翻炒出香，趁热共研为细末备用。将核桃仁拣杂、洗净，晾干后研成粗末待用。将薏米拣杂，淘洗干净，放入砂锅中，加水适量，大火煮沸后，改用小火煨煮成稀黏糊状，加红糖，调入核桃仁粗末，拌和均匀，再调入决明子、黑芝麻细末，小火煨煮成羹即成。每日分早、晚2次服。

【功效主治】补益肝肾，滋阴降脂。适用于中老年肝肾阴虚型高脂血症患者。

陈皮瘦肉羹

【组成】陈皮10g，猪瘦肉50g，生姜3片，植物油、葱、姜各适量。

【制法用法】陈皮洗净，切为细末；葱切为段；猪瘦肉洗净，切丝，用淀粉、酱油、黄酒勾芡。锅中放入植物油适量，烧热后下葱、姜爆香，而后下肉丝爆炒，再下陈皮丝翻炒，待熟时调入精盐、味精，炒熟即成。佐餐食用。

【功效主治】健脾开胃，化痰除湿。适用于高脂血症患者。

山药芝麻糊

【组成】山药15g，黑芝麻、冰糖各20g，牛奶200ml，大米60g，玫瑰糖6g。

【制法用法】大米洗净，用清水泡约 1 小时，捞出沥干水分，然后用文火炒香；山药洗净、切成小粒；黑芝麻炒香研末。将大米、山药、黑芝麻放入盆内，加牛奶、清水适量拌匀，磨细，滤出细茸待用；锅内加清水、冰糖，煮沸后至冰糖熔化，用纱布滤净糖汁，再将糖汁放入锅内煮沸后，倒入芝麻茸，不断搅动，再加玫瑰糖搅匀即成。当主食食用。

【功效主治】滋阴补肾，养阴益气。适用于高脂血症患者。

芝麻桃仁糊

【组成】芝麻 25g，胡桃仁 10g，白面及食用油各适量。

【制法用法】芝麻、胡桃仁炒香研末。将白面用食用油炒熟，置碗中，放入芝麻和桃仁粉，用沸水调为糊状服食。每日 1~2 次，每次 2~3 汤匙。

【功效主治】健脑益智，降脂去腻。适用于高脂血症患者。

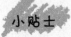

小贴士

高脂血症患者应养成良好的生活习惯

科学的生活方式对于防治高脂血症有着非常重要的意义，有关专家认为，患有高脂血症的患者应该养成如下良好生活习惯。

（1）加强体育运动，每天坚持运动 1 小时，活动时心率以每分钟不超过 170 次为宜，或以身体微汗，不感到疲劳，运动后自感身体轻松为准，每周坚持活动不少于 5 次，持之以恒。

（2）长期吸烟、酗酒可干扰血脂代谢，使胆固醇、甘油三酯上升，高密度脂蛋白下降。因此，高脂血症患者应该戒烟限酒。

（3）情绪激动、失眠、过度劳累、生活无规律、焦虑、抑郁等，这些因素可使脂肪代谢紊乱，因此高脂血症患者要避免精神紧张。

（4）避免使用干扰脂代谢的药物，如β受体阻滞剂、普萘洛尔、双氢克尿噻、呋塞米、利血平、避孕药、类固醇激素等，因其均可使胆固醇、甘油三酯上升，高密度脂蛋白降低。

（5）积极治疗影响血脂代谢的有关疾病，如糖尿病、甲状腺功能减退症、肾病综合征、酒精中毒、胰腺炎、红斑狼疮等，均可干扰脂代谢。

（6）45岁以上中年人、肥胖者、有高脂血症家族史者、经常参加吃喝应酬者、高度精神紧张工作者，都属高危对象，应定期（至少每年1次）检查血脂。

（7）凡是经过调整饮食，加强运动，改善生活方式3~6个月无效者，或已有冠心病者，或虽无冠心病但血脂过高者，均需药物治疗。一般原发性、家族性、遗传基因缺乏者，均须终身用药物治疗，中途停药往往易复发，易反弹。

三、茶饮类偏方

银杏叶茶

【组成】银杏叶 10g，毛冬青、菊花各 5g，白糖适量。

【制法用法】上几味放入杯中，冲入沸水，加盖闷 15 分钟即可。每日 1 剂，代茶饮用，冲淡为止。

【功效主治】清热平肝，去脂降压。适用于肝火炽盛型高脂血症、高血压患者。

绞股蓝饮

【组成】绞股蓝 15g，决明子 30g，菊花 10g，白糖适量。

【制法用法】前 3 味洗净入锅中，加水煮沸，改小火煎煮 30 分钟，取汁，加入白糖调味即可。每日 1 剂，分 2 次饮用，连用 10 剂为 1 个疗程，可常用。

【功效主治】清热平肝，健脾降浊，去脂降压。适用于肝火炽盛型高脂血症、高血压患者。

荷叶饮

【组成】荷叶 20g，枇杷、肉丁、苹果丁、藕丁各 30g，蜂蜜适量。

【制法用法】荷叶水煎取汁，入枇杷和后三丁煮至酥软，加入蜂蜜调味即可。每日 1 剂，分 2 次服用，可常用。

【功效主治】清热利湿，健脾去脂。适用于脾虚湿盛型高脂血症患者。

天麻菊楂饮

【组成】天麻 12g，菊花 15g，山楂 20g，白糖适量。

【制法用法】将天麻、山楂洗净，拍碎，与菊花一同水煎去渣取汁，再调入白糖使其溶化即可。每日 1 剂，代茶饮。

【功效主治】化痰息风，活血通络，降脂降压。适用于痰浊阻滞、气滞血瘀型高脂血症、高血压患者。

山楂荷叶茶

【组成】山楂 15g，荷叶 12g。

【制法用法】将山楂、荷叶一同放入砂锅中，加入清水适量，水煎去渣取汁。每日 1 剂，代茶饮。

【功效主治】活血化瘀，祛浊降脂。适用于高脂血症患者。

滋肾化瘀饮

【组成】枸杞子 10g，黄精 9g，山楂 15g。

【制法用法】将打碎的山楂与枸杞子、黄精一同放入保温杯中，用沸水冲泡，加盖闷 15 分钟即可。每日 1 剂，代茶饮。

【功效主治】滋肾养肝，化瘀降脂。适用于肝肾阴虚型高脂血症患者。

羊乳饮

【组成】羊乳 250ml，竹沥 15ml，蜂蜜 20ml，韭菜汁 10ml。

【制法用法】将羊乳煮沸后，加入竹沥、蜂蜜、韭菜汁，再煮沸即可。每日 1 剂，代茶饮。

【功效主治】祛痰化瘀，降低血脂。适用于高脂血症患者。

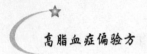

山楂银花茶

【组成】山楂、金银花、菊花各 10g。

【制法用法】将山楂、金银花、菊花一同放入砂锅中，加入清水适量，水煎去渣取汁。每日 1 剂，代茶饮。

【功效主治】清热平肝，化瘀降脂。适用于高脂血症患者。

槐菊茶

【组成】槐花 3g，菊花 6g，绿茶 4g。

【制法用法】将槐花、菊花、绿茶一同放入保温杯中，以沸水冲泡，加盖闷 5~10 分钟。每日 1 剂，当茶饮。

【功效主治】清热平肝，祛浊降脂。适用于肝肾阴虚型高脂血症患者。

菊花决明茶

【组成】菊花 6g，山楂、决明子各 15g。

【制法用法】将菊花、山楂（拍碎）、决明子一同放入保温杯中，用开水冲泡，加盖闷 20 分钟即可。每日 1 剂，代茶饮。

【功效主治】平肝息风，降脂明目。适用于肝阳上亢型高脂血症患者。

二子饮

【组成】决明子 50g，枸杞子 15g，冰糖适量。

【制法用法】决明子略炒香后捣碎，与洗净的枸杞子、冰糖一同放入保温杯中，冲入沸水适量，加盖闷 15 分钟即可。每日 1 剂，代茶饮。

【功效主治】滋肾养肝，降低血脂。适用于肝肾阴虚型高脂血症患者。

去脂茶

【组成】青柿叶、青荷叶、山楂、乌梅、麦冬各 10g。

【制法用法】将青柿叶、青荷叶、山楂、乌梅、麦冬一同放入砂锅中，加入清水适量，水煎去渣取汁。每日 1 剂，代茶饮。

【功效主治】降脂降糖，养阴止渴。适用于高脂血症合并糖尿病患者。

山楂麦芽饮

【组成】山楂、麦芽各 50g。

【制法用法】将山楂、麦芽分别淘洗干净，一同放入砂锅中，加入清水适量，水煎去渣取汁。每日 1 剂，代茶饮。

【功效主治】健脾和胃，活血化瘀，降脂降压。适用于气滞血瘀、痰浊阻滞型高脂血症、高血压患者。

天麻橘皮饮

【组成】天麻 10g，橘皮 20g。

【制法用法】将鲜橘皮洗净，与天麻一同放入砂锅中，加入清水适量，水煎去渣取汁。每日 1 剂，代茶饮。

【功效主治】平肝息风，健脾化痰，祛浊降脂。适用于痰浊阻滞、脾虚湿盛型高脂血症患者。

槐花山楂饮

【组成】槐花 15g，山楂 20g。

【制法用法】将槐花、山楂分别淘洗干净，一同放入砂锅中，加入清水适量，水煎去渣取汁。每日 1 剂，代茶饮。

【功效主治】清热平肝，活血化瘀，化浊降脂。适用于高脂血症患者。

杜仲叶茶

【组成】杜仲叶 9g，绿茶 5g。

【制法用法】将杜仲叶洗净，与绿茶一同放入保温杯中，以沸水冲泡，加盖闷 5 分钟即可。每日 1 剂，代茶饮用。

【功效主治】滋肾养肝，降脂降压。适用于高脂血症、高血压患者。

山楂饮

【组成】生山楂 100g。

【制法用法】将生山楂洗净，打碎，水煎，去渣取汁。每日 1 剂，代茶饮。

【功效主治】活血化瘀，祛浊降脂。适用于痰浊阻滞、气滞血瘀型高脂血症患者。

莲心茶

【组成】莲子心 5g，茶叶 6g。

【制法用法】将莲子心、茶叶一同放入保温杯中，以沸水冲泡，加盖闷 15 分钟。每日 1 剂，当茶饮。

【功效主治】平肝清心，降低血脂。适用于高脂血症患者。

茵陈降脂茶

【组成】茵陈、泽泻、葛根各 5g。

【制法用法】将茵陈、泽泻、葛根分别洗净，晒干或烘干，共研为细末，装入绵纸袋中，封口挂线，放入保温杯中，用适量沸水冲泡，加盖闷 5~10 分钟即可。每日 1 剂，代茶饮。

【功效主治】清热利湿，化浊降脂。适用于高脂血症合并脂肪肝患者。

乌龙降脂茶

【组成】乌龙茶 3g，槐角、冬瓜皮各 18g，制何首乌 30g，山楂 15g。

【制法用法】将槐角、冬瓜皮、何首乌、山楂水煎去渣取汁，再以沸药汁冲泡保温杯中的乌龙茶，并加盖闷 5~10 分钟。每日 1 剂，代茶饮。

【功效主治】清热利湿，化瘀祛浊，降脂减肥。适用于高脂血症合并脂肪肝患者。

绞股蓝银杏叶茶

【组成】绞股蓝、银杏叶各适量。

【制法用法】将绞股蓝、银杏叶分别洗净，晒干或烘干，共研为细末。每次取 10g，装入绵纸袋中，封口挂线，放入茶杯中，用适量沸水冲泡，加盖闷 5~10 分钟即可。每日 1~2 袋，代茶饮。

【功效主治】清热化痰，益气降浊，活血降脂。适用于高脂血症合并冠心病患者。

泽泻乌龙茶

【组成】泽泻 15g，乌龙茶 3g。

【制法用法】将泽泻淘洗干净，水煎去渣取汁，趁热把药汁倒入放有乌龙茶的保温杯中，加盖闷 5~10 分钟即可。每日 1 剂，代茶饮。

【功效主治】利湿减肥，降低血脂。适用于肥胖型高脂血症患者。

四、菜肴类偏方

枸杞子炖鸡块

【组成】枸杞子 30g，柚子皮 20g，胡萝卜块、鸡肉块各 100g，料酒、葱花、姜丝、盐、味精、高汤各适量。

【制法用法】上各味入砂锅中，加水适量煮沸，改小火煮至鸡肉块酥烂即可。每日分 2 次佐餐服用，可常用。

【功效主治】补益气血，理气化痰，去脂降浊。适用于各型高脂血症患者。

三七百合煨兔肉

【组成】三七 5g，百合 30g，兔肉 250g，黄酒、葱花、姜末、精盐、味精、五香粉各适量。

【制法用法】三七洗净，切片后晒干或烘干，研成极细末备用；百合拣净后洗净，放入清水中浸泡一下备用。将兔肉洗净，切成小块状，放入砂锅中，加水适量，大火煮沸后，撇去浮沫，加百合瓣、黄酒、葱花、姜末，改用小火煨煮至兔肉、百合熟烂酥软，趁热调入三七粉，加精盐、味精、五香粉适量，拌匀即成。佐餐当菜，随意服食，喝汤吃兔肉，嚼食百合。

【功效主治】清热除烦，化痰降浊，活血降脂。适用于高脂血症患者。

盐渍虎杖芽

【组成】虎杖嫩芽 500g，精盐、红糖、醋、味精、麻油各适量。

【制法用法】春季挖取虎杖嫩芽，洗净，晒干，用精盐腌渍 1 天，取出晾干，装瓶备用。服食时每次取 30g，用冷开水浸泡回软后，切成细段，加红糖、醋、味精、麻油等调料，拌和均匀。当小菜食用，当日吃完。

【功效主治】清热解毒，活血化瘀，生血降脂。适用于高脂血症。

虎杖拌蘑菇

【组成】虎杖嫩芽 100g，蘑菇 30g，精盐、味精、五香粉、红糖、醋各适量。

【制法用法】虎杖嫩芽去外皮，洗净，入沸水锅焯一下，切成 1cm 长的小段，盛入大碗中备用。蘑菇泡发，拣杂后洗净，入沸水锅焯 1 分钟，取出沥去水分，撕成条状或切成细条状，放入盛有虎杖嫩芽的大碗中，加精盐、味精、五香粉、红糖、醋调拌均匀即成。佐餐当小菜，当日吃完。

【功效主治】清热解毒，补虚活血，生血降脂。适用于高脂血症患者。

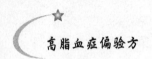

首乌黑豆炖甲鱼

【组成】制何首乌30g，黑豆60g，甲鱼1只，大枣3枚，生姜3片。

【制法用法】将甲鱼去内脏，洗净切块，略炒，同黑豆、首乌、大枣（去核）及生姜一起隔水炖熟。调味后，饮汤吃肉佐膳。

【功效主治】补精血、益肝肾，有明显的降血清胆固醇的作用。适用于高脂血症、冠心病患者。

薏米冬瓜鸡

【组成】薏米30g，冬瓜500g，鸡肉300g，香菇、粉条、葱、姜、花椒、蒜、黄酒、精盐、味精、麻油各适量。

【制法用法】冬瓜去皮、洗净、切块，鸡肉洗净、切块，香菇发开。将薏米、冬瓜、鸡肉、香菇同入汤锅中加清水适量及葱、姜、花椒、蒜、黄酒等，文火炖至熟烂后下粉条，煮熟后加精盐、味精调味服食。也可淋麻油少许以增光。佐餐食用。

【功效主治】健脾利湿，降脂化浊。适用于高脂血症患者。

山药香菇炒瘦肉

【组成】山药、香菇各50g，猪瘦肉150g，青椒、淀粉、酱油、黄酒、植物油、葱、姜、花椒粉、麻油、精盐、味精各适量。

【制法用法】山药去皮、洗净、切丝；香菇洗净、切丝；猪瘦肉洗净、切丝，用淀粉、酱油、黄酒拌匀。锅中放入植物油适量，烧至七八成热时，用葱、姜爆香，下猪瘦肉炒至变色，而后下山药、香菇丝及花椒粉、青椒适量，炒至熟后，淋上麻油、精盐、味精调味服食。佐餐食用。

【功效主治】益气和血，降脂去腻。适用于高脂血症患者。

黄精炖鸭

【组成】黄精20g，青鸭1只，葱、姜、花椒、精盐、味精各适量。

【制法用法】黄精洗净，切细；青鸭去毛杂，洗净，切块；葱切段；生姜切片。将黄精、青鸭同放入锅中，加清水适量，武火煮沸后去浮沫，调入葱段、生姜片、花椒、精盐等，文火煮至熟烂，味精调味服食。佐餐食用。

【功效主治】养阴生津，利湿化浊。适用于高脂血症患者。

黄精炖白鸽

【组成】黄精50g，枸杞子20g，白鸽1只，葱、姜、花椒、精盐、味精各适量。

【制法用法】黄精洗净、切细；枸杞子择净；白鸽去毛杂，洗净。将以上三者同放入锅中，加清水适量，煮沸后下葱、生姜片、花椒、精盐等，煮至鸽肉烂熟，味精调味服食。佐餐食用。

【功效主治】滋阴补肾，去腻降脂。适用于高脂血症患者。

黄精鱼丁

【组成】黄精20g，青鱼100g，酱油、米醋、淀粉、植物油、葱、姜、精盐、味精各适量。

【制法用法】将黄精水煎取汁备用；青鱼洗净，去刺，切成小丁加酱油、米醋、淀粉勾芡。锅中放入植物油烧热后用葱、姜爆香，而后下鱼丁爆炒，再下黄精汁，炖煮至鱼丁熟后下入精盐、味精调味服食。每日 1 次，佐餐食用。

【功效主治】养阴清热，去腻降脂。适用于高脂血症患者。

黄精炖瘦肉

【组成】黄精 30g，猪瘦肉 100g，淀粉、精盐、味精各适量。

【制法用法】猪肉洗净，切丝，加淀粉勾芡；黄精洗净，切细。将黄精加清水适量炖沸后下猪肉丝，待沸后调入精盐、味精适量。每日 1 次，食肉饮汤吃黄精。

【功效主治】健脾益气，滋养五脏，降脂化浊。适用于高脂血症患者。

陈皮鸭

【组成】陈皮 10g，青鸭 1 只，奶粉、鸡汤、黄酒、酱油、胡椒粉各适量。

【制法用法】陈皮洗净，切丝。将鸭去毛杂，洗净，放入锅中加清水适量，稍煮烂时取出，候凉拆去鸭骨；将拆骨鸭胸脯朝上，放在搪瓷盆内，再将炖鸭的原汤加适量奶粉、鸡汤煮沸，掺入黄酒、酱油、胡椒粉搅匀，倒入搪瓷盆内，而后将陈皮放在拆肉鸭上面，上笼蒸 30 分钟即成。佐餐食用。

【功效主治】开胃健脾，利湿降脂。适用于高脂血症患者。

陈皮鲫鱼

【组成】陈皮 10g，鲫鱼 250g，生姜、胡椒、葱、黄酒、醋、精盐、味精各适量。

【制法用法】陈皮泡开，洗净，切丝；生姜切片；胡椒研细；

葱切段；鲫鱼去鳞、杂，洗净。将陈皮、生姜、胡椒、葱段等放入鱼腹内，而后将鲫鱼放碗中，上面摆上姜片，再加入黄酒、醋、精盐、味精及清水适量，隔水炖熟后服食。佐餐食用。

【功效主治】健脾化痰，利湿降脂。适用于高脂血症患者。

大枣炖兔肉

【组成】大枣 50g，兔肉 500g，葱白、精盐、味精、黄酒各适量。

【制法用法】大枣洗净，去核；兔肉去毛杂，洗净，切块。将大枣、兔肉同放入瓦锅中，加清水及葱白、精盐、味精、黄酒适量，隔水蒸炖 1~2 小时，以兔肉熟烂为度，调入味精适量。佐餐食用。

【功效主治】补中益气，养血强身，降脂去腻。适用于高脂血症患者。

大枣全鸭

【组成】大枣 50g，白鸭 1 只，葱、姜末、酱油、精盐、味精、花椒粉各适量。

【制法用法】大枣去核；白鸭去头、杂，洗净。将大枣纳于鸭腹内，再于白鸭表面涂上葱、姜末、酱油、精盐、味精、花椒粉等调料，上笼蒸烂。佐餐食用。

【功效主治】补气养血，健脾和胃。适用于高脂血症患者。

核桃大枣炖羊骨

【组成】核桃 100g，大枣 10 枚，羊脊骨 250g。

【制法用法】羊骨洗净，捶碎；大枣去核；核桃去壳取肉。

将核桃肉、大枣、羊骨三者同放入锅中，加清水适量，武火煮沸后转文火炖熟，调味。佐餐食用。

【功效主治】补肾聪脑，降脂益气。适用于高脂血症患者。

茯苓泽泻鸡

【组成】茯苓 30g，泽泻 10g，母鸡 1 只，葱、姜、花椒、精盐、味精各适量。

【制法用法】茯苓、泽泻择洗干净，用布包好；母鸡去毛、杂，洗净；将药包置于鸡腹中，扎紧，放入砂锅中，加清水适量，武火煮沸后转文火，煮至鸡肉熟后去药包，调入葱、姜、花椒、精盐、味精等，再煮沸即成。佐餐食用。

【功效主治】清热利湿。适用于高脂血症患者。

冬瓜香菇菜

【组成】冬瓜 200g，香菇 50g，葱、姜、精盐、味精各适量。

【制法用法】冬瓜去皮，洗净，切成小方块；香菇用水发开，去蒂柄，洗净，切成丝；葱、姜洗净切丝。锅中放入植物油适量烧热后，下葱、姜爆香，而后下冬瓜、香菇以及泡香菇的水，焖烧数分钟，待熟时调入精盐、味精等，翻炒几下即可。佐餐食用。

【功效主治】下气消痰，利水渗湿，降脂减肥。适用于高脂血症患者。

一品山药

【组成】山药 500g，面粉、白糖各 150g，核桃仁、什锦果料、蜂蜜、淀粉少许。

【制法用法】山药去皮，洗净，蒸熟；核桃仁炒熟，研细。山药加面粉揉成面团，按成圆饼状，摆上核桃仁、什锦果料，上笼蒸20分钟，再在圆饼上浇一层糖蜜汁即成。佐餐食用。

【功效主治】滋阴补肾，降脂化浊。适用于高脂血症患者。

豆花煎鸡蛋

【组成】白扁豆花30g，鸡蛋2枚，精盐少许，植物油适量。

【制法用法】扁豆花洗净，切细；鸡蛋打入碗中，加扁豆花及精盐调匀。锅中放入植物油适量烧热后，下扁豆花鸡蛋糊于油锅内煎炒至熟服食。佐餐食用。

【功效主治】和中下气，化湿降浊。适用于高脂血症患者。

韭菜淡菜蒸排骨

【组成】韭菜50g，淡菜60g，猪排骨100g，白酒、黄酒、葱、姜、花椒、精盐、味精、米粉各适量。

【制法用法】韭菜洗净，切段；淡菜用白酒浸泡涨发，洗净；排骨洗净，剁块。以上三者同放入碗中，加黄酒、葱、姜、花椒、精盐、味精及米粉适量，拌匀。蒸熟服食。

【功效主治】养肝益肾，降脂去腻。适用于高脂血症患者。

昆布海藻炖黄豆

【组成】昆布、海藻各30g，黄豆100g，精盐、味精各适量。

【制法用法】昆布、海藻用清水发开，洗净，切丝。黄豆用清水浸泡30分钟，捞出后放入锅中，加清水适量，武火煮沸后下昆布、海藻，文火煮至烂熟后调入精盐、味精即可服食。佐餐食用。

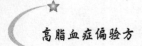

【功效主治】化痰散结，降浊去脂。适用于高脂血症患者。

香蕉蘸黑芝麻

【组成】香蕉 500g，黑芝麻 25g。

【制法用法】黑芝麻炒熟；香蕉去皮。用香蕉蘸黑芝麻嚼食。每日分 2~3 次食完。

【功效主治】降低血脂，润肠通便。适用于高脂血症患者。

芝麻海带蜜粉

【组成】黑芝麻 500g，海带粉 250g，蜂蜜适量。

【制法用法】黑芝麻炒香。将黑芝麻同海带粉混匀，加蜂蜜拌和备用。每日服食 1~2 汤匙，温开水送服。

【功效主治】养血荣颜，降低血脂。适用于高脂血症患者。

山药藕鱼

【组成】山药 50g，鲜藕 150g，草鱼肉 200g，食用油、葱、姜、花椒、黄酒、酱油、米醋、淀粉、精盐、味精各适量。

【制法用法】山药、鲜藕分别去皮、洗净，切如黄豆大小备用；草鱼洗净，切块。将草鱼肉块置热油锅中煎至两面金黄，下山药、藕及葱、姜、花椒、黄酒、酱油、米醋及清水适量，文火焖熟后下淀粉及精盐、味精等，翻炒片刻即成。佐餐食用。

【功效主治】健脾益气，开胃醒脾。适用于高脂血症患者。

核桃仁蒸鸭

【组成】核桃仁 200，荸荠 150g，老鸭 1 只，鸡肉 100g，葱、姜、精盐、黄酒、蛋清、玉米粉、味精、食用油、香菜各适量。

【制法用法】将老鸭去毛、杂，洗净，加入葱、姜、精盐、黄酒适量拌匀，上笼蒸熟，取出切为两块；鸡肉剁泥，与蛋清、玉米粉、黄酒、味精、精盐调糊；核桃仁、荸荠捣碎加入糊内调匀，再放入鸭膛内，用油将鸭炸酥，切成条块状，放入盆内，四周撒些香菜即可服食。佐餐食用。

【功效主治】补肾生精，滋阴清热。适用于高脂血症患者。

决明烧茄子

【组成】决明子 30g，茄子 500g，植物油 250g，蒜片、淀粉、葱丝、食盐、生姜丝各适量。

【制法用法】决明子捣碎，水煎去渣，取汁浓缩至 100ml 左右；茄子洗净，切成斜片备用。植物油放入锅中烧热，加入茄子片，炸至两面焦黄，捞出沥油。锅内留余油适量，用蒜片炝锅后，把炸好的茄子片入锅，放入葱丝、生姜丝、食盐，用决明子药汁调匀淀粉后倒入锅内翻炒一会，点几滴明油，再翻炒几下即可出锅。每日 1~2 次，佐餐随量食用。

【功效主治】清肝降逆，润肠通便，降低血脂。适用于高脂血症患者。

山楂配黄瓜

【组成】鲜山楂 12 个，顶花带刺的嫩黄瓜 3 根。

【制法用法】鲜山楂洗净，放入锅中蒸 20 分钟，凉后把山楂子挤出留山楂肉；嫩黄瓜先用少许盐水洗，再用清水冲洗干净后备用。在早、中、晚饭时每顿吃 4 个山楂；在早、中、晚饭后 1~2 小时各吃 1 根嫩黄瓜。

【功效主治】清热利水，消食散瘀，降脂。适用于高脂血症患者。

蒜泥马齿苋

【组成】鲜马齿苋 100g，大蒜 15g，食盐、味精、香油各适量。

【制法用法】鲜马齿苋去根、洗净，投入沸水中焯一下，捞出沥干，切成小段；大蒜剥皮，洗净后捣成蒜泥。将切好的马齿苋放入碗中，加大蒜泥拌匀，用食盐、味精、香油调味即成。每日 1~2 次，佐餐食用。注意即拌即食，不宜久放。

【功效主治】清热解毒，理气健胃，利湿降脂。适用于痰浊阻滞、脾虚湿盛型高脂血症患者。

鲤鱼山楂蛋

【组成】鲤鱼 1 条，鲜山楂片 25g，鸡蛋（取清）2 个，面粉 150g，料酒、葱段、生姜片、食盐、白糖各适量。

【制法用法】鲤鱼宰杀，去鳞、鳃及内脏，洗净，切块，加入料酒、食盐腌 15 分钟；把面粉加入清水和白糖，打入鸡蛋清，搅成糊备用。将鱼块入面糊中浸透，取出后再粘上干面粉，放入爆过生姜片的油锅中翻炸 3 分钟捞出；山楂片加入少量水，上火煮溶，入调料及生面粉糊少量，制成芡汁，再倒入炸好的鱼块，煮 15 分钟，撒上葱段即成。每日 1 次，佐餐随量食用。

【功效主治】开胃利水，活血降脂。适用于高脂血症患者。

淡菜松花蛋

【组成】淡菜 15g，松花蛋 1 个。

【制法用法】将淡菜焙干、研末；松花蛋去皮，洗净。每晚 1 次，以松花蛋蘸淡菜末吃。

【功效主治】补肝肾，益精血，降血脂。适用于高脂血症患者。

海带爆木耳

【组成】水发黑木耳 150g，水发海带 70g，大蒜 1 瓣，植物油、葱花、酱油、食盐、白糖、味精、香油各适量。

【制法用法】黑木耳、海带分别洗净，切丝备用。大蒜切成薄片，与葱花一同倒入烧热的植物油锅中爆香，再倒入海带丝、木耳丝，急速翻炒，之后加入酱油、食盐、白糖、味精，淋上香油即可。每日 1~2 次，佐餐食用。

【功效主治】活血化瘀，化浊降脂。适用于高脂血症患者。

天麻炖猪脑

【组成】天麻 10g，猪脑 1 个，食盐适量。

【制法用法】将天麻浸软、切片，与猪脑一同放入锅中，加入清水适量，武火煮沸后，改用文火再煮 1 小时左右，用食盐调味即成。每日 1 次，猪脑、汤、天麻俱食。

【功效主治】滋养通脉，祛风止痛，降低血脂。适用于高脂血症患者。

天麻猪脑炖白鸽

【组成】天麻、川贝母、远志各 10g，牛膝 15g，石菖蒲、川芎各 12g，猪脑 1 个，白鸽 1 只，芹菜 200g，大葱、生姜、食盐各适量。

【制法用法】牛膝、石菖蒲、川芎、川贝母、远志用纱布袋装上扎口；白鸽宰杀，去毛、杂及内脏等，洗净，切块；芹菜、大葱洗净，切段；天麻、生姜洗净，切片。将药袋、白鸽肉块、猪脑一同放入锅中，注入清水适量，加入葱段及天麻片、生姜片，先用武火煮沸后，改用文火慢炖，至白鸽肉快熟时，加入芹菜，继续炖至鸽肉熟烂，捞出药袋，用食盐调味即成。每日1次，肉、汤及天麻片、猪脑、芹菜俱食。

【功效主治】祛风化痰，平肝养肝，活血降脂。适用于高脂血症患者。

马兰头拌豆腐干

【组成】马兰头200g，豆腐干50g，食盐、白糖、味精、香油各适量。

【制法用法】豆腐干切成细丁，用开水略烫一下；马兰头去杂，洗净，用沸水焯一下，凉后切成细末。将马兰头末和豆腐干拌匀，加食盐、白糖、味精，淋上香油，调匀即成。每日1~2次，佐餐食用。

【功效主治】清肝降火，泄浊降脂。适用于高脂血症患者。

天麻当归炖蹄筋

【组成】牛蹄筋100g，当归18g，白芍15g，天麻12g，红花9g，葱段、生姜片、食盐、味精各适量。

【制法用法】牛蹄筋除杂洗净，切成小块，与当归、白芍、天麻、红花一同放入砂锅中，摆上葱段、生姜片，加入清水适量，置文火上炖，待牛蹄筋熟烂时，捞出当归、白芍、天麻，加入食盐、味精调味即成。每日1次，食牛蹄筋喝汤。

【功效主治】平肝养肝强筋，养血活血降脂。适用于肝肾阴虚型高脂血症患者。

荷叶米粉肉

【组成】新鲜荷叶 5 张，猪瘦肉 100g，大米 150g，食盐、酱油、植物油、淀粉各适量。

【制法用法】大米淘洗干净，研为米粉；猪肉洗净，切成厚片，加入酱油、食盐、植物油、淀粉等，搅拌均匀备用。将荷叶洗净，切裁成 10 块，再把猪肉和米粉包入荷叶内，卷成长方形，放蒸笼中蒸 30 分钟至熟即可。每日 1 次，佐餐随量食用。

【功效主治】健脾养胃，升清降浊，降低血脂。适用于中老年人高脂血症患者。

鳝鱼芹菜炒翠衣

【组成】鳝鱼 1 条（重约 150g），西瓜皮 120g，芹菜 100g，葱段、生姜丝、蒜片、米醋、食盐、味精、香油各适量。

【制法用法】鳝鱼活杀，去头及内脏等，洗净切段；西瓜皮削去外层硬皮，洗净切成条；芹菜去根、叶，洗净，切段，入沸水中焯一下捞起。将香油放入锅中，待油热后倒入鳝鱼段，炒至半熟时入西瓜皮、芹菜段及葱段、生姜丝、蒜片，翻炒至将熟时，入米醋、食盐、味精，继续炒至鳝鱼熟即可。每日 1~2 次，佐餐食用。

【功效主治】育阴化痰，平肝降压，活血降脂。适用于高脂血症、高血压患者。

凉拌苦瓜

【组成】新鲜苦瓜2根（约250g），葱花、生姜丝、食盐、白糖、酱油、味精、香油各适量。

【制法用法】将苦瓜洗净，去子，用开水浸泡3分钟，切成细丝，拌入葱花、生姜丝，再加入食盐、白糖、酱油、味精、香油调味即成。每日1~2次，佐餐食用。

【功效主治】清肝火，降血压，调血脂。适用于高脂血症合并高血压患者。

荠菜拌二丝

【组成】荠菜250g，白萝卜丝60g，西瓜皮丝30g，食盐、味精、米醋、香油各适量。

【制法用法】荠菜淘洗干净，入沸水中焯一下，捞出沥干，切碎后放入盘中；萝卜丝入沸水中焯透，捞出沥水，切碎后放入盛有荠菜的盘中；西瓜皮丝入沸水中焯透，捞出后沥干水，也放入盛有荠菜的盘子中。将荠菜和萝卜丝、西瓜皮丝充分拌匀，再加入食盐、味精、米醋、香油充分调和即可。每日1~2次，佐餐随量食用。

【功效主治】清热解毒，祛湿利水，降脂降压。适用于高脂血症合并高血压患者。

芹菜茭白拌海带

【组成】芹菜段、茭白片各30g，荠菜、水发海带丝各20g，食盐、味精、香油各适量。

【制法用法】将芹菜段、茭白片、水发海带丝及洗净的荠菜一同放入沸水中焯透，捞出沥去水，装入盘中，加入食盐、味精、香油，搅拌使其充分调和即可。每日 1~2 次，佐餐随量食用。

【功效主治】清热平肝，除烦润肠，祛脂降压。适用于高脂血症合并高血压患者。

豆豉蒸茄子

【组成】豆豉 20g，茄子 3 个，蒜泥、食盐、米醋、香油各适量。

【制法用法】将茄子去皮，洗净，对半切开，码放在盘子中，豆豉及食盐撒在茄子表面，之后放入锅中蒸至茄子熟后，取出装有茄子的盘子，加入蒜泥、米醋及香油，使其充分调和即可。每日 1~2 次，佐餐随量食用。

【功效主治】清热利湿，疏肝利胆，降低血脂。适用于高脂血症合并脂肪肝患者。

小贴士

老年高脂血症患者的饮食原则

老年人得了高脂血症，除了采取积极的药物治疗外，保持合理的饮食也是促进和维持脂质代谢平衡的重要措施。现总结如下。

1. 保持良好的心态

高脂血症患者需注意生活方式要有规律性，适当参加体育活动和文娱活动，保持良好的心态，尽量避免精神紧张、情绪过分激动、经常熬夜、过度劳累、焦虑或抑郁等不良心理和精神因素，以免对脂质代谢产生不良影响。

2. 限制热量的摄入

老年人的基础代谢率降低，热量的需要量比成年人要低，热量摄入量控制在 2kcal/（kg·d），折算为主食每天不要超过 6 两。营养学家给老年人推荐的食品有：馒头、米饭、面包、豆腐、豆浆、牛奶、瘦肉、蛋类以及各种蔬菜、水果。

3. 低脂低胆固醇的饮食

患有高脂血症的老年人要严格控制动物脂肪和胆固醇的摄入，食用油应以含不饱和脂肪的植物油为主，如豆油、花生油、植物油，尤其是豆制品含有丰富的植物蛋白，还含有较大比例的亚油酸，且不含胆固醇，经常食用对健康很有帮助。

4. 高纤维饮食

饮食中的食物纤维可与胆汁相结合，增加胆盐在粪便中的排泄，降低血清胆固醇的浓度。富含纤维的农作物主要有粗粮、杂粮和新鲜的蔬菜水果，每人每天摄入量以 35~45g 为宜。同时，新鲜的蔬菜和水果中富含叶绿素和维生素，有助于健康。

5. 饮茶

茶叶中含有 500 种化学成分，其中具有营养作用的有蛋白质、氨基酸、多糖维生素和无机盐，此外还含有丰富的生物活性物质——茶多酚。实验研究证明，各种茶叶均具有降低血脂、促脂肪代谢的作用，其中以绿茶降血脂作用最好。因此，患有高脂血症的老年人不妨多饮茶。

五、主食类偏方

姜汁黄鳝饭

【组成】黄鳝150g，大米、姜汁、葱花、酱油、精盐、香油各适量。

【制法用法】将黄鳝去头、骨、杂，洗净，切段，与姜汁、葱花、酱油、精盐、香油拌匀备用；大米淘净，加清水适量放入笼中用武火蒸约40分钟后，将黄鳝倒在大米上，铺平，继续蒸20分钟即可。每日1次，午餐食用。

【功效主治】补血健胃。适用于高脂血症患者。

萝卜大米饭

【组成】大米50g，白萝卜150g。

【制法用法】大米淘净；白萝卜去皮，洗净，切如米粒大小。先取大米放入锅中，加清水适量煮至半熟后，下入萝卜粒，煮至米熟。每日1次，午餐或晚餐食用。

【功效主治】开胃消食，行气除胀。适用于高脂血症患者。

绿豆米饭

【组成】绿豆、大米各等量。

【制法用法】绿豆用清水浸泡30分钟,淘净;大米淘净备用。取绿豆加清水适量煮至开花后,下大米同煮至饭熟即成。每日1次,午餐或晚餐服食。

【功效主治】健脾养胃,清热化痰。适用于高脂血症患者。

雀麦大米饭

【组成】雀麦、大米各等量。

【制法用法】雀麦碾碎;大米淘净。将二者同放入锅中,加清水适量,煮至熟即成。每日1次,午餐或晚餐服食。

【功效主治】健脾养胃。适用于高脂血症患者。

参枣米饭

【组成】党参10g,大枣20枚,糯米250g,白糖50g。

【制法用法】将党参、大枣放入锅内,加水泡发,而后煎煮30分钟左右,捞出党参、大枣,药液备用;将糯米淘净,加清水适量放入大碗内,蒸熟,取出扣入碗内,摆上大枣、党参;药液煮沸,加白糖适量,文火浓煎取汁,浇在枣饭上即成。经常服用,疗效更佳。

【功效主治】健脾益气,开胃消食。适用于高脂血症患者。

内金山楂面饼

【组成】鸡内金5g,山楂10g,小麦面50g,精盐、植物油各适量。

【制法用法】将鸡内金、山楂研为细末,与小麦面加清水适量,再加入精盐调匀呈稀糊状备用;锅中放植物油适量滑锅后,放入内金山楂面糊摊匀,煎至两面呈金黄色时即可。每日1次,午餐或晚餐服食。

【功效主治】健脾和胃，消积去腻。适用于高脂血症患者。

内金芝麻面饼

【组成】鸡内金、黑芝麻各 5g，小麦面 50g，精盐、植物油各适量。

【制法用法】将鸡内金研为细末，与小麦面、黑芝麻同放入盆中，加清水适量，再加入精盐调匀呈稀糊状备用；锅中放植物油适量滑锅后，放入内金芝麻面糊摊匀，煎至两面呈金黄色时即可。每日 1 次，午餐或晚餐服食。

【功效主治】健脾和胃，消积去腻。适用于高脂血症患者。

荞麦面饼

【组成】荞麦面、精盐、植物油各适量。

【制法用法】将荞麦面加清水适量，再加入精盐调匀呈稀糊状备用；锅中放植物油适量滑锅后，放入荞麦面糊，摊匀，煎至两面呈金黄色时即可。每日 1 次，午餐或晚餐服食。

【功效主治】健脾利湿，消积除胀。适用于高脂血症患者。

山楂山药饼

【组成】山楂、山药、白糖各适量。

【制法用法】山楂去核；山药去皮，洗净，切块。将山楂、山药同入碗中，加清水适量，置笼中蒸熟，冷后加白糖搅匀。压为薄饼服食。

【功效主治】健脾消食，降脂去浊。适用于高脂血症患者。

山药糕

【组成】山药500g，豆馅、金糕、白糖各150g，面粉60g，青丝、红丝各少许。

【制法用法】山药去皮，洗净，蒸熟，捣泥。将山药泥加入面粉，搓成面团，铺干，拌匀豆馅，再摆上金糕，撒上白糖和青丝、红丝，切成条状入笼蒸熟即成。当主食食用。

【功效主治】补脾胃，助消化。适用于高脂血症患者。

山药茯苓包子

【组成】山药粉、茯苓粉各100g，面粉1000g，白糖300g，植物油、碱各适量。

【制法用法】将山药粉、茯苓粉加清水适量，浸泡成糊，上笼用武火蒸30分钟后取出；将山药茯苓糊加面粉200g、白糖、植物油调馅；余下的面粉加清水适量，揉成面团，再加发面揉匀，静置2~3个小时，至面团发起后，放碱揉匀，而后分成若干个小面团，放入馅心做成包子，上笼，用武火蒸15~20分钟即可。每日1次，早餐食用。

【功效主治】健脾益肾，利湿降浊。适用于高脂血症患者。

山药扁豆糕

【组成】山药200g，鲜扁豆50g，陈皮3g，大枣500g。

【制法用法】山药洗净、去皮、切成薄片；大枣去核、切碎；鲜扁豆切碎，陈皮切丝。将四者同放入盆内，加清水调和，制成糕坯，上笼，用武火蒸15~20分钟即成。每日1次，早餐食用，每次50g。

【功效主治】健脾利湿，降脂去腻。适用于高脂血症患者。

白雪糕

【组成】山药、芡实、莲米各 30g，大米、糯米各 1000g，白糖适量。

【制法用法】将山药、芡实、莲米、大米、糯米 5 味共磨成细粉；将细粉加清水适量，揉成面团，制成糕状，上笼，用武火蒸 20~30 分钟，待熟时，撒上白糖即成。每日 1 次，早餐食用。

【功效主治】健脾益肾，祛湿降浊。适用于高脂血症患者。

九仙糕

【组成】山药、莲米、白茯苓、薏米各 5g，炒麦芽、炒扁豆、芡实各 20g，柿霜 2g，白糖 500g，糯米粉 1000g。

【制法用法】将前 8 味加清水适量，武火煮沸后，转文火煮 25~30 分钟，去汁取渣；将药渣放入盆中，加入糯米粉、白糖揉成面团，做成糕，上笼蒸 25~30 分钟即成。每日 1 次，早餐服食。

【功效主治】补虚损，健脾胃，消食积。适用于高脂血症患者。

核桃扁豆泥

【组成】核桃、黑芝麻各 10g，扁豆 150g，白糖 100g，猪油 80ml。

【制法用法】扁豆去皮，取豆，加清水少许，上笼蒸约 2 小时，极烂，取点清水捣泥，用细纱布过滤，余渣再捣成泥；黑芝麻炒香，研末；核桃炒香，研细。将锅刷净，置火上烘热，放入植物油烧热，倒入扁豆泥翻炒，待水分将尽，放入白糖炒至不粘锅底，再放入植物油、黑芝麻、白糖、核桃仁混合炒片刻。候温服食。

【功效主治】健脾益肾，去脂降浊。适用于高脂血症患者。

茯苓包子

【组成】茯苓 50g，面粉 1000g，瘦猪肉、酱油、姜末、精盐、麻油、黄酒、葱花、胡椒粉、骨头汤各适量。

【制法用法】茯苓切片，加水煎取浓汁，共煎 3 次，取汁备用；将面粉倒在案板上，加酵面及茯苓液调成发酵面团，待面团发酵后，加碱水适量，揉匀碱液，搓制成面皮约 20 个；将瘦猪肉洗净，剁茸，加酱油、姜末、精盐、麻油、黄酒、葱花、胡椒粉、骨头汤等，搅拌成馅，放入面皮中，制成包子生坯。上笼蒸熟，服食。

【功效主治】健脾开胃，除湿化痰。适用于高脂血症患者。

茯苓造化糕

【组成】茯苓、莲米、山药、芡实各 10g，大米 1000g，白糖 50g。

【制法用法】将茯苓、莲米、山药、芡实、大米共磨成细粉，与白糖同放入盆中，加清水适量，揉成面团，做成糕状，上笼蒸熟。每日 1 次，早餐食用。

【功效主治】补虚损，益脾胃。适用于高脂血症患者。

茯苓薏米饼

【组成】茯苓、薏米、面粉各 30g，白糖适量。

【制法用法】将茯苓、薏米共研细末，与面粉及白糖同放入盆中，加水和匀压制为饼。蒸熟服食。

【功效主治】健脾和胃，化痰消腻。适用于高脂血症患者。

韭黄面条

【组成】韭黄 50g，面粉 100g，鸡蛋 2 枚，蘑菇 100g，菜薹 50g，精盐、黄酒、醋、胡椒粉各适量。

【制法用法】蘑菇洗净，切为两半；菜薹洗净，切段；韭黄洗净，剁碎。将鸡蛋打入面粉里，加清水适量，用筷子使劲搅，至面粉发透，放韭黄、精盐，揉成面团，做成面条；将蘑菇放入锅内，武火烧沸后，转文火续煮 3~5 分钟，再下面条煮熟，调入菜薹、精盐、黄酒、醋、胡椒粉即成。当主食食用。

【功效主治】疏肝理气，化瘀降脂。适用于高脂血症患者。

长寿包子

【组成】面粉适量，马齿苋、韭菜各等量，鸡蛋、精盐、酱油、味精、葱末、姜末各少许。

【制法用法】将马齿苋、韭菜分别洗净，阴干 2 小时，切碎；鸡蛋炒熟研碎，与马齿苋、韭菜及精盐、酱油、味精、葱末、姜末拌馅；面粉揉成面团，做成面皮，纳馅做成包子。蒸熟服食。

【功效主治】活血散结，化瘀消脂。适用于高脂血症患者。

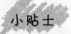小贴士

高脂血症患者饮食应掌握的原则

（1）减少脂肪的摄入量是控制热量的首要途径。应减少动物性脂肪如猪油、黄油、肥猪肉、肥羊、肥牛、肥鸭、肥鹅等的摄入量，由于这类食物饱和脂肪酸含量过高，造成脂肪容易沉积在血管壁上，从而导致血液的黏稠度大大增加。饱和脂肪酸能够促进胆固醇吸收和肝脏胆固醇的合成，使血清胆固醇水平显著升高。如果饱和脂肪酸长期摄入过多，会造成甘油三酯升高，并对血液凝固起到加速作用，促进血栓形成。

（2）稻谷、小麦、玉米、菜籽等植物中存在着大量的植物固醇，在植物油中呈现游离状态，的确有降低胆固醇的作用；而大豆中，豆固醇有明显降血脂的作用。为健康着想，我们提倡多吃豆制品。

（3）蛋白质的来源，更为重要。它主要来自于牛奶、鸡蛋、瘦肉类、禽类（应去皮）、虾、鱼类及大豆、豆制品等食品。值得注意的是植物蛋白质的摄入量要在50%以上。应适当减少碳水化合物，所以应该控制过多吃糖和甜食，因为糖可转变为甘油三酯。每餐应控制在七八分饱。应多吃粗粮，如小麦、燕麦、谷类、豆类等食品，这些食品中纤维素含量相当高，具有不错的降血脂作用。

（4）应该引起大家关注的一点是，长期饥饿会导致血

清甘油三酯增高，有的高脂血症患者采用饥饿疗法反而使体内脂肪加速分解，血中游离脂肪酸增加，进而增加了甘油三酯的含量。国内曾有人对高脂血症患者进行调查，发现长期素食者的血清甘油三酯，反而比那些普通饮食者的还要高，因此绝对素食也不适宜。此外，高脂血症的患者应当忌烟、忌酒，因为烟酒长期作用于人体，对高脂血症患者的康复严重不利。鲜果和蔬菜应多吃，它们含有丰富的维生素C、无机盐和纤维素也较多，维生素C能降低 β－脂蛋白，增加脂蛋白酶的活性，从而使甘油三酯降低。新鲜蔬菜和水果含纤维素较多，可促进胆固醇的排出。而无机盐对血管有很好的保护作用。酸牛奶、绿茶、蒜、洋葱、山楂、绿豆、香菇、平菇、金针菇、木耳、银耳、猴头菇等降脂食物可以选用。近年发现菇类中含有丰富的降胆固醇物质。学者们做过实验，当人们吃进动物性脂肪时，血液中的胆固醇都有暂时升高的现象。若同时吃些香菇，发现血液中胆固醇不但没有升高，反而略有下降，并且绝对不影响对脂肪的消化。国外学者也认为，中国菜肴中常有木耳、香菇等，称得上是一种科学的配菜方法。每3~4朵香菇中就含有香菇素100ml，无论是降脂还是保健都有很好的作用。

参考书目

《备急千金要方》
《奇效良方》
《解围元薮》
《金匮翼》
《证治准绳·类方》
《世医得效方》
《古今医鉴》
《校注医醇賸义》
《医学妙谛》
《医学传灯》
《太平惠民和剂局方》
《太平圣惠方》
《普济本事方》
《图说高脂血症膳食调养》
《高脂血怎样吃最健康》
《高脂血症用药与食疗》
《高脂血症中医独特疗法》
《高血脂防治随身书》
辽宁中医杂志
中医杂志
黑龙江中医药
浙江中医杂志
福建中医药
广西中医药
河北中医
白求恩医科大学学报

中国中西医结合杂志
陕西中医
江西中医药
云南中医中药杂志
中国中医药信息杂志
上海中医药杂志
甘肃中医
实用中医药杂志
中医研究
中医函授通讯
上海医学
吉林中医药
中药材
四川中医
湖南中医学院学报
甘肃中医学院学报
新疆中医药
中国乡村医生
贵阳中医学院学报
湖南中医药导报
云南中医学院学报
浙江中医学院学报
中医外治杂志
中医药研究
陕西中医函授
中医药学报